西医基础医学概论实验指导与题集

主　审　徐　勤

主　编　万文成

编　委　（按姓氏笔画排序）

沈　耿、金　贺、赵婷秀、覃星奎

中山大学出版社

SUN YAT-SEN UNIVERSITY PRESS

·广州·

图书在版编目（CIP）数据

西医基础医学概论实验指导与题集/万文成主编．—广州：中山大学出版社，2010.7
ISBN 978－7－306－03681－0

Ⅰ．西…　Ⅱ．万…　Ⅲ．基础医学－实验－医学院校－教学参考资料　Ⅳ．R3－33

中国版本图书馆 CIP 数据核字（2010）第 104357 号

出 版 人：祁　军
策划编辑：鲁佳慧
责任编辑：鲁佳慧
封面设计：林绵华
责任校对：马霄行
责任技编：黄少伟
出版发行：中山大学出版社
电　　话：编辑部 020－84111996，84113349
　　　　　发行部 020－84111998，84111981，84111160
地　　址：广州市新港西路 135 号
邮　　编：510275　　传　真：020－84036565
网　　址：http：//www.zsup.com.cn
　　　　　E-mail：zdcbs@mail.sysu.edu.cn
印 刷 者：广州市怡升印刷有限公司
规　　格：850mm×1168mm　1/32　7 印张　170 千字
版次印次：2010 年 7 月第 1 版　2010 年 7 月第 1 次印刷
印　　数：1～3000 册　定　价：15.00 元

前　　言

本书是专为学习《西医学概论》的各专业学生编写的配套教材，全书分为实验指导与题集两大部分。本教材主要由负责承担《西医学概论》教学任务的一线教师编写而成。

实验指导部分，我们精选了西医基础课程所涉及的一些基础性实验，目的在于让学生了解西医基础课程的基本实验内容、实验方法与实验技能，有利于帮助学生掌握最基本的实验方法与技能，增强感性认识，强化理论知识。另外，还系统介绍了 BL-420 系统的功能特点与使用方法，详细讲解了光学显微镜的结构与用法，介绍了常用的动物实验手术器械及相应的操作要领，还介绍了常用实验动物的抓握与固定方法，并对常用的动物实验的基本操作技术作了重点阐述。

题集部分，为了便于学生学习和自测，我们为各章节设置了相应的测试题。在选题方面，我们紧扣教学大纲，充分考虑到了本科非医学专业医学知识教与学方面的客观实际，做到主、客观题型兼顾，题型的设计具有代表性，重点突出，客观题型所占比例较大，试题难度较本科医学专业有所降低。

本教材适用于本科非医学专业、药学专业学习《西医学概论》的学生，也适用于大专医学专业、高职及成人教育等不同层次的医学专业学习《西医学概论》的学生。

本书在编写过程中得到了同行们的热情关心与支持。他们提出的许多富有建设性的意见对本书的编撰起到了很大的促进作用，在此一并致谢！

万文成

2010 年 3 月

目　录

第一部分　实验指导

第二部分　习　题

第一部分　实　验　指　导

第一章　常用实验仪器设备

一、动物实验常用的手术器械

动物实验常用的手术器械见图 1－1－1。

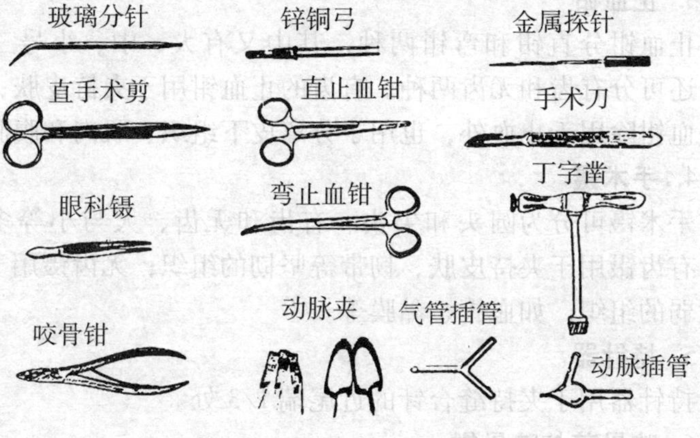

图 1－1－1　动物实验常用的手术器械

1. **剪刀**

（1）手术剪。有直的和弯的两种，又分圆头和尖头两种。手术剪常用于剪肌膜、筋膜、神经、血管等软组织，也可用于剪手术线。

（2）眼科剪。多用于剪较细的神经和血管等软组织。禁止剪线及毛发等坚韧的结构。

（3）普通剪刀。用于剪皮肤、蛙类骨骼与肢体等较坚韧的结构。

正确的执剪姿势是：以一手的拇指和无名指分别插套在剪刀的两个握环内，中指紧靠在无名指前的环柄上，食指贴压在剪刀关节的开合处作依托，以便准确地改变和控制剪刀尖端的用力方向、角度、力量和稳定性。

2. 手术刀

手术刀用于切开皮肤、骨膜和器官等。可根据实验要求选取适当的执刀手法。

3. 止血钳

止血钳分直钳和弯钳两种，其中又有大、中、小号三种规格，还可分有齿和无齿两种。有齿的止血钳用于夹持皮肤；无齿的止血钳除用于止血外，也用于分离皮下组织、肌肉和腹膜等。

4. 手术镊

手术镊可分为圆头和尖头、有齿和无齿、大与小等多种规格。有齿镊用于夹持皮肤、韧带等坚韧的组织；无齿镊用于夹持较脆弱的组织，如血管、黏膜等。

5. 持针器

持针器用于夹持缝合针的近尾端1/3处。

6. 咬骨剪与咬骨钳

咬骨剪与咬骨钳用于打开颅腔、骨髓腔和暴露脊髓时咬剪骨质，还可于开胸时修剪肋骨的断端。

7. 颅骨钻

颅骨钻用于开颅时钻孔。

8. 其他

（1）刺蛙针。用于破坏蛙的脑和脊髓。

（2）玻璃分针。用于分离神经、血管和肌肉等。

（3）锌铜弓（叉）。用于对蛙类的神经和肌肉标本施加刺激，以检查其兴奋性。

（4）蛙心夹。使用时，以其尖端在蛙心舒张期夹住心尖处，其尾端环孔借手术线连接于张力换能器上，用于描记蛙心的舒缩活动。

（5）蛙板。用于固定蛙类，以便解剖操作。中央有 2 cm 孔的小蛙板，用于蛙类的微循环观察。

（6）厚玻璃板。在剥去皮肤后的蛙类神经和肌肉标本制作时使用。

[附]

（1）蛙类手术器械。包括粗剪刀、组织剪、眼科剪、组织镊、眼科镊、刺蛙针、锌铜弓、蛙心夹、蛙板，以及玻璃分针 2 支、图钉 4 枚、丝线 1 卷。

（2）哺乳类动物手术器械。包括手术刀、粗剪刀、组织剪、组织镊、眼科镊、眼科剪各一，直止血钳、弯止血钳、蚊氏止血钳各二，以及气管插管、玻璃分针、缚绳、丝线。

二、BL－420 系统

《西医学概论》中的生理学实验是利用先进的 BL－420 生物机能实验系统完成的，现对该系统的组成、原理及操作等作简要介绍。

（一）概述

BL－420 生物机能实验系统是配置在微机上的 4 通道生物信号采集、放大、显示、记录与处理系统，由三个主要部分组成，即 IBM 微机、BL－420 系统硬件与 BL－NewCentury 生物信号显示与处理软件。

BL－420 系统硬件是一台程序可控的、带 4 通道生物信号采集与放大功能，并集成高精度、高可靠性以及宽适应范围的程控刺激器于一体的设备。BL－NewCentury 生物信号显示与处理软件利用微机强大的图形显示与数据处理功能，可同时显示 4 道从生物体内或离体器官中探测到的生物电信号或张力、压力等生物非电信号的波形，并可对实验数据进行存贮、分析和打印。

（二）生物机能实验系统的原理

先将原始的生物机能信号（生物电信号或通过传感器引入的生物非电信号）进行放大、滤波等处理，然后对处理的信号通过模数转换进行数字化并将数字化后的生物信号传输到计算机内。计算机则通过专用的生物机能实验系统软件接收从生物信号放大、采集卡传入的数字信号，然后对这些收到的信号进行实时处理：一方面进行生物机能波形的显示，另一方面进行生物机能信号的存贮。此外，还可根据需要对数据进行指定的处理和分析，比如平滑滤波、微积分、频谱分析等。对于存贮在计算机内的实验数据，生物机能实验系统软件可以随时将其调出进行观察和分析，还可将重要的实验波形和分析数据进行打印。

（三）BL－NewCentury 生物信号显示与处理软件的主界面

BL－NewCentury 生物信号显示与处理软件主界面如图 1－1－2 所示。该界面从上到下依次分为标题条、菜单条、工具条、波形显示窗口、数据滚动条及反演按钮区、状态条六部分；从左到右分为标尺调节区、波形显示窗口和分时复用区三部分。在标尺调节区的上方是刺激器调节区，下方则是 Mark 标记区。分时复用区包括控制参数调节区、显示参数调节区、通用信息显示区和专用信息显示区，它们分时占用屏幕右边相同的一块显示区域，可通过分时复用区顶端的 4 个切换按钮在不同用途的区域之间进行切换。分时复用区的下方是特殊实验标记显示区。

（四）开始、暂停或结束实验

双击 Windows 操作系统桌面上的“BL－420 生物机能实验系统”图标，即可启动 BL－NewCentury 程序。在 BL－NewCentury

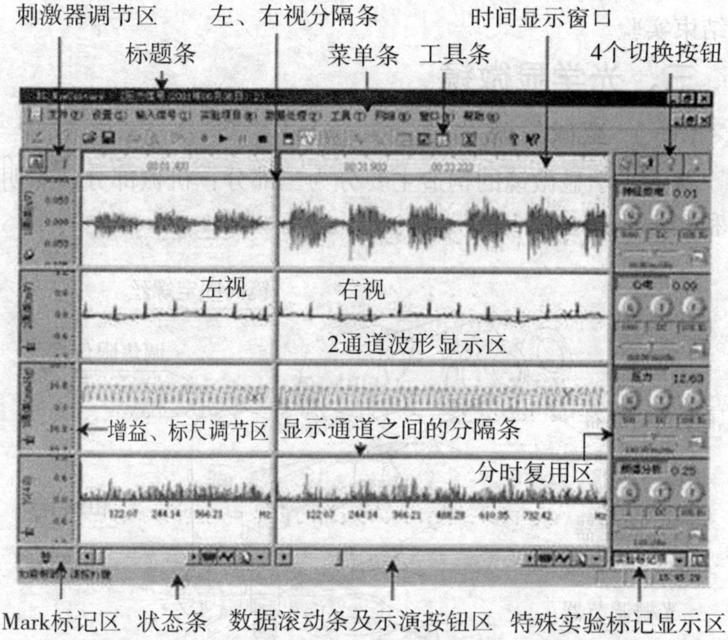

图 1－1－2　BL－NewCentury 生物信号显示与处理软件的主界面

生物信号显示与处理软件中有四种方法可以启动 BL－420 系统进行生物信号采样与显示：第一种方法是从 BL－NewCentury 软件的“输入信号”菜单中为需要采样与显示的通道设定相应的信号种类，然后从工具条中选择“启动波形显示”命令按钮；第二种方法是从“实验项目”菜单中选择自己需要的实验项目；第三种方法是选择工具条上的“打开上一次实验设置”按钮；第四种方法是通过 BL－NewCentury 软件“文件”菜单中的“打开配置”命令启动波形采样。如果想暂停波形观察与记录，只需从工具条上选择“暂停”命令按钮即可。如果实验完成，选择工具条上的“停止”命令按钮，此时 BL－NewCentury 软件将提示为本次实验得到的记录数据文件命名以便于保存和查找，然后结束实验。

三、光学显微镜

（一）显微镜的构造

普通光学显微镜的构造主要分为三部分：机械部分、照明部分和光学部分（图 1－1－3）。

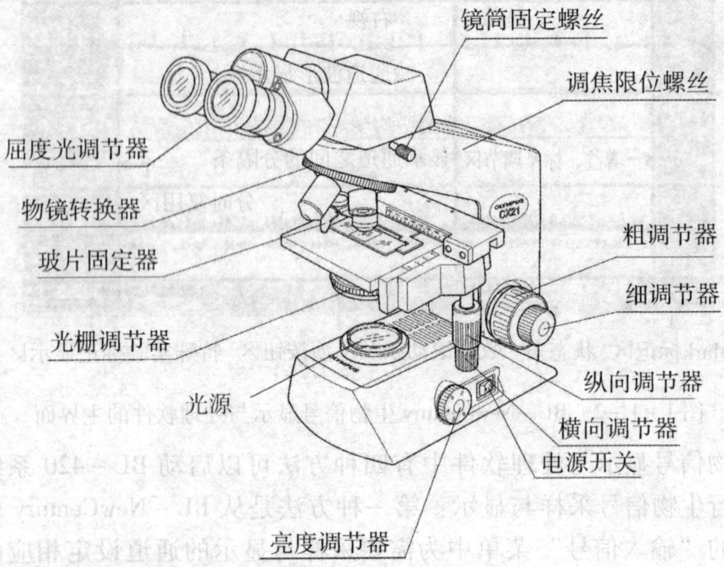

图 1－1－3　显微镜的构造

1. **机械部分**

机械部分包括镜座、镜柱、镜臂、镜筒、物镜转换器、镜台、调节器（包括粗调节器与细调节器）。

2. **照明部分**

照明部分包括反光镜和聚光器，在镜台下方。

3. **光学部分**

（1）目镜。在镜筒的上端，上面刻有“5×”、“10×”、“15×”等表示放大倍数的符号。

（2）物镜。在镜筒下端的物镜转换器上，一般有3～4个物镜，其中最短的刻有“10×”符号的为低倍镜，较长的刻有“40×”符号的为高倍镜，最长的刻有“100×”符号的为油镜。此外，在各种物镜上还常有一圈不同颜色的线，以示区别。

在物镜上，还有镜口率（N. A.）的标志，它反映该镜头分辨力的大小，其数字越大，表示分辨率越高。显微镜的放大倍数是物镜的放大倍数与目镜的放大倍数的乘积。

（二）显微镜的使用方法

1. **低倍镜的使用方法**

（1）取镜和放置。取镜时右手紧握镜臂，左手托住镜座，将显微镜放在实验台上。

（2）对光。用拇指和中指转动物镜转换器，将低倍镜对准镜台的通光孔。打开光圈，上升聚光器，并将反光镜转向光源（内置光源的显微镜则不需此操作）。

（3）放置玻片标本。取一玻片标本放在镜台上，使有盖玻片的一面朝上，用推片器弹簧夹夹住，然后旋转推片器螺旋，将所要观察的部位调到通光孔的正中。

（4）调节焦距。按逆时针方向转动粗调节器，使镜台缓慢上升至物镜距标本片约5 mm处。上升镜台时，应从右侧观察镜台上升，切勿在目镜上观察，以免镜头与标本片相撞，造成损坏。然后，边在目镜上观察，边顺时针方向转动粗调节器，使镜台缓慢下降，直到视野中的物像清晰为止。

如果物像不在视野中心，可调节推片器将其调到中心。调焦时，如果镜台下降已超过工作距离（>5. 40 mm）而未见到物像，说明此次操作失败，应重新操作。

2. 高倍镜的使用方法

(1) 确定目标。先在低倍镜下把需进一步观察的对象调到视野中心，同时把物像调到最清晰的程度。

(2) 转动转换器，调换高倍镜观察。

(3) 调节焦距。转动细调节器直至获得清晰的物像为止。切勿使用粗调节器!

如需要更换玻片标本，必须顺时针转动粗调节器使镜台下降，方可取下玻片标本。

3. 油镜的使用方法

(1) 在使用油镜之前，必须先经低、高倍镜观察，然后将需进一步放大的部分移到视野的中心。

(2) 将聚光器上升到最高位置，光圈开到最大。

(3) 转动转换器，使高倍镜头离开通光孔，在需观察部位的玻片上滴加一滴香柏油，然后缓慢转动油镜，以镜头浸入油中而又不压破载玻片为宜。

(4) 慢慢转动细调节器至物像清晰为止。如果不出现物像或目标不理想需重找，在加油区之外重找时应按低倍→高倍→油镜的顺序，在加油区内重找应按低倍→油镜的顺序，不得经高倍镜，以免油沾污镜头。

(5) 油镜使用完毕，先用擦镜纸蘸少许二甲苯将镜头上和标本上的香柏油擦去，然后再用干擦镜纸擦干净。

4. 观察后的处理

观察完毕后，先下移载物台并取下标本，转动物镜转换器使物镜叉开；再升高载物台，关闭电源，整理好导线，罩上防尘罩。

第二章　动物实验的基本操作技术

一、动物的捉拿和固定

动物的捉拿和固定是动物实验的基本操作之一，实验者应熟练掌握。

（一）家兔

家兔性情温顺，除应避免被锐利的脚爪抓伤外，较易捕捉。捉拿时用右手抓其项背部皮毛，轻提动物再以左手托其臀部，使其呈坐位姿势落在左手掌心。切忌捉兔耳、拖拉四肢以及提腰背部。

将家兔仰卧固定于兔台的方法：先以4条布带作为活套，分别套在其四肢的腕或踝关节上方，收紧布带使兔仰卧于兔台上；然后将两后肢扣两前肢固定并系于兔台的木桩上；再用索线缚住其上门齿（或用兔头固定锯）将兔头固定于兔台的竖杆上。

（二）蛙（或蟾蜍）

先将青蛙或蟾蜍背部紧贴于左手手掌，以左手中指、无名指、小指压住其左腹侧和后肢，拇指和食指分别压住左、右前肢，将动物提起，右手进行操作。在捉拿蟾蜍时应注意勿挤压其两侧耳部突起之毒腺，以免毒汁射入眼中。

二、动物实验的基本操作技术

（一）动物被毛的去除

最常用的除毛方法是剪毛。动物固定后，可用粗剪刀将手术区内的被毛依次剪去。剪毛时剪刀须紧贴皮肤，不可用手提起被毛，以免剪破皮肤。剪下的被毛应集中放在装毛的容器内，以免污染环境和手术野。

（二）动物的给药及麻醉

现以家兔为例介绍耳缘静脉注射。先去除注射部位的被毛，用手指弹动或轻柔兔耳使其静脉充盈，左手食指和中指夹住静脉的近端，拇指绷紧静脉的远端，无名指和小指垫在兔耳的下面，右手持注射器将针头（注射器刻度面及针尖斜面向上）从静脉远端刺入，移动左手拇指以固定针头，放开食指和中指，缓慢注入药液。药物注射完拔出针头时宜用手指压迫针眼片刻以止血。静脉注射时应尽量从兔的耳缘静脉的远端进针注药，以便需要反复静脉注射或穿刺失败时，可以由远而近渐次前移注射部位，提高该静脉的使用效率。注射麻醉常选用戊巴比妥钠或乌拉坦等药物。

（三）插管术

1. 气管插管术

在喉部下 1 cm 处，沿颈前部正中线作一适当长度的皮肤切口。用止血钳钝性分离颈部的肌肉以及气管周围的结缔组织，暴露气管；再于气管下方穿一根粗棉线，并于甲状软骨下 1 ～ 3 cm 处横切气管软骨环，不要超过气管口径的一半，以免气管离断。用剪刀沿正中线向头端剪开气管约 1 cm 长，使气管切口呈倒“T”形。然后经切口将气管插管向下插入气管内，用事先穿好的粗棉线将插管与气管一并结扎，防止插管滑出。

2. 动脉插管术

先游离出拟插管的动脉，动脉下放置两根丝线，一根在血管远心端结扎，一根置于动脉夹与结扎点之间备用，再用动脉夹在动脉近心端夹闭血管。用眼科剪在近结扎点稍下方剪一斜形切口，约剪开管径的一半。将充满肝素生理盐水的动脉插管插入动脉，用备用丝线结扎固定。检查动脉插管与检压装置（水银检压计或压力换能器）无漏液后，方可放开动脉夹进行实验。

3. 输尿管插管术

先行动物常规麻醉、固定、气管插管。然后下腹部剪毛，作下腹正中切口，长约 4 cm，暴露膀胱。轻轻将膀胱拉出腹腔，反转膀胱暴露膀胱颈。于膀胱颈处辨别输尿管，用玻璃分针将输尿管周围组织分离，剥离输尿管约 2 cm。于输尿管下方穿两根丝线，将近膀胱的输尿管端用丝线结扎，另一丝线备用。再用小指挑起输尿管，用眼科剪于结扎线稍上方处剪开输尿管作一斜形切口，将充满生理盐水的细塑料管向肾脏方向插入输尿管内，用备用丝线结扎固定。最后调整、固定插管，防止插管尖端翘起成角，影响尿液的流出。

（四）破坏蛙类脑与脊髓的方法

（1）手握住蛙，食指将其头部前端压住。

（2）用刺蛙针沿正中缝从前向后滑动至有落空感为止，此处有一凹陷，即枕骨大孔。

（3）将刺蛙针垂直插入枕骨大孔，针尖斜向前下方，伸入颅腔后左右搅动，捣毁脑组织。

（4）再将刺蛙针退回枕骨大孔处（不要退出孔外），针尖转向后方插入椎管内，上下搅动，捣毁脊髓。此时蛙两后肢会突然僵直，随即松软。

（五）神经和血管的分离

下面以分离颈部神经和血管为例，说明神经和血管分离术的基本步骤。

（1）作颈部正中切口，切开颈前部皮肤，分离皮下组织、肌肉。

（2）颈总动脉、迷走神经、交感神经及减压神经位于气管外侧的动脉鞘内，一手拇指和食指捏住切口皮肤，其余 3 指从外向内将动脉鞘组织顶起，辨清各组织后，另一手持玻璃分针沿神经、血管的走向分离动脉鞘膜。

（3）打开动脉鞘后，按先分离细小组织、后分离粗大组织的顺序，依次分离出各组织（长约2 cm）。每分离出一条组织便在其下方穿一根生理盐水湿润的彩色丝线，以便识别和实验操作。神经和血管均较为脆弱、易受损伤，因此，在分离过程中要耐心、仔细、动作轻柔，切不可用手术刀、剪刀或镊子进行分离，也不能用止血钳或镊子夹持。

第三章 人体解剖学实验

人体解剖学实验一

［实验目的］ 通过对标本、模型的观察，掌握人体运动系统、消化系统、呼吸系统、泌尿系统、生殖系统的组成及主要器官的结构。

［实验标本］ 骨骼、椎间盘、肩关节、肘关节、骨盆、髋关节、膝关节、肌肉、消化管、肝脏、胰腺、喉、气管、支气管、肺、男性和女性泌尿及生殖系统。

［实验内容］

1. 运动系统

（1）骨。各部椎骨、胸骨、肋、锁骨、肩胛骨，肱骨、桡骨、尺骨和手骨，髋骨，股骨、髌骨、胫骨、腓骨和足骨，额骨、枕骨、蝶骨、筛骨、顶骨、颞骨，犁骨、下颌骨、舌骨、上颌骨、鼻骨、泪骨、颧骨、下鼻甲、腭骨。

（2）骨连结。椎间盘、胸廓，肩关节、肘关节，骨盆，髋关节、膝关节。

（3）肌肉。斜方肌、背阔肌，胸大肌、肋间内肌、肋间外肌，腹直肌、腹外斜肌、腹内斜肌和腹横肌，膈，表情肌和咀嚼肌，胸锁乳突肌，三角肌、肱二头肌、肱三头肌，臀大肌、缝匠肌、股四头肌、小腿三头肌。

2. 消化系统

咽、食管、胃、十二指肠、空肠、回肠、盲肠和阑尾、结肠、直肠、肛管，肝、肝外胆道、胆囊、输胆管道、胰。

3. 呼吸系统

鼻前庭、固有鼻腔，鼻旁窦，喉，气管、支气管、左主支气管、右主支气管，肺。

4. 泌尿系统

肾、输尿管、膀胱、尿道。

5. 生殖系统

男性内生殖器、女性内生殖器。

人体解剖学实验二

［实验目的］　通过对标本、模型的观察，掌握人体循环系统、内分泌系统、感觉器、神经系统的组成及主要器官的结构。

［实验标本］　心脏、主要的动脉和静脉、甲状腺、肾上腺、眼球、前庭蜗器、脊髓和脊神经、脑和脑神经、传导路、脑的血管。

［实验内容］

1. 循环系统

心脏、心包，肺循环的动脉、静脉，主动脉、主动脉弓的分支，颈内动脉、颈外动脉，腋动脉、肱动脉、桡动脉、尺动脉，腹腔干、肠系膜上动脉、肠系膜下动脉，肾上腺中动脉、肾动脉、睾丸动脉，髂总动脉、髂内和髂外动脉，股动脉、腘动脉、胫后动脉、胫前动脉、足背动脉，上腔静脉、颈内静脉、颈外静脉、锁骨下静脉，头静脉、贵要静脉、肘正中静脉，奇静脉，髂内和髂外静脉、髂总静脉、下腔静脉，大隐静脉和小隐静脉，肝门静脉。

2. 内分泌系统

甲状腺、甲状旁腺、肾上腺、垂体、胸腺和松果体等。

3. 感觉器

眼球壁：纤维膜、血管膜和视网膜；眼球内容物：晶状体、眼房水和玻璃体；前庭蜗器：外耳、中耳、内耳。

4. 神经系统

脊髓的位置、外形；脊髓的内部结构：灰质的前角、后角、侧角，白质的前索、后索和外侧索；脊神经前支：颈丛、臂丛、腰丛和骶丛；端脑、间脑、小脑、中脑、脑桥和延髓；脑干外形、小脑的位置和外形；大脑半球的外形和分叶；大脑半球的内部结构；脑神经。

第四章 组织胚胎学实验

组织学切片观察

组织学是研究机体微细结构的科学，属形态学学科。掌握形态学的一个重要的手段是观察标本。实习课正是通过观察标本使同学们加深对理论内容的理解和记忆，了解组织学的常用技术和研究方法。

（一）单层柱状上皮

［实验目的］ 掌握单层柱状上皮的形态结构。

［实验材料］ HE 染色的猪胆囊标本。

［实验方法］ 先用肉眼观察，再用低倍镜观察，最后用高倍镜重点观察上皮组织。

（二）疏松结缔组织

［实验目的］ 掌握疏松结缔组织中胶原纤维、成纤维细胞

和浆细胞的形态特点。

[**实验材料**]　HE 染色的人结肠标本。

[**实验方法**]　先用肉眼观察，再用低倍镜观察，最后用高倍镜观察胶原纤维、成纤维细胞、巨噬细胞、浆细胞的形态。

（三）血细胞

[**实验目的**]　掌握末梢血液有形成分的形态与功能，并能辨认各种成熟的血细胞。

[**实验材料**]　瑞氏（Wright's）人血液标本。

[**实验方法**]　先用低倍镜观察，后用高倍镜观察红细胞、中性粒细胞、嗜酸性粒细胞、单核细胞、淋巴细胞、血小板、嗜碱性粒细胞的形态特点。

组织学实验报告

姓名：　　　学号：　　　班级：　　　成绩：

绘出高倍镜下下列各类血细胞的形态特点：

（1）单核细胞：

（2）淋巴细胞：

（3）中性粒细胞：

（4）嗜酸性粒细胞：

（5）红细胞：

第五章 人体生理学实验

人体生理学实验一 期前收缩与代偿间歇

[实验目的] 学习在体蟾蜍心跳曲线的记录方法，并通过对期前收缩和代偿间歇的观察，了解心肌兴奋性周期性变化的特点。

[实验原理] 在一个心动周期中，心肌的兴奋性会出现周期性的变化。心肌一次兴奋后其兴奋性变化的特点是有效不应期特别长，此期相当于整个收缩期和舒张早期。在此期中，任何刺激均不能使心肌再度产生动作电位与收缩。在此期后是相对不应期和超常期，相当于舒张中、晚期。在此期中，如果给予心肌一次阈上刺激，就可引起一次兴奋和收缩。这种兴奋收缩是在心脏正常的节律性兴奋到达之前发生的，故称为期前兴奋，也叫做期前收缩，临床上习惯地称之为早搏。在期前收缩后到达的正常的节律性兴奋，正好落在期前收缩的有效不应期内，因此不能使心室发生兴奋和收缩，从而使心室较长时间地处在舒张状态，直到下一次正常的节律性兴奋到达后，才能恢复原有的正常节律性兴奋与收缩。这段在期前收缩后出现的较长时间的心室舒张期，称为代偿间歇。

[实验器材] BL－420 微机记录系统、肌张力换能器、刺激电极、蛙手术器械一套、蛙心夹、缝线、双凹活动夹、滴管、任氏液。

[实验动物] 蟾蜍或青蛙。

[实验方法]

(1) 用刺蛙针破坏蟾蜍或蛙的脑和脊髓，剪开胸壁，暴露心脏。

（2）用蛙心夹夹住心尖少许，约 2～3 mm。

（3）用刺激电极夹住心室壁。

（4）打开电子刺激器开关，开电脑，双击桌面上“BL－420生物机能实验系统”图标启动 BL－420 系统。

（5）在 BL－NewCentury 生物信号显示与处理软件的主界面上，单击菜单条中的“实验项目”，选择“循环实验”，单击“期前收缩与代偿间歇”启动相应实验模块。调节蛙心夹与张力换能器间的连线的紧张度，并使该线与实验面垂直，张力的大小以描记出适宜的心跳曲线为度，注意使心室收缩时曲线上升、舒张时曲线下降。

（6）观察项目。

1）观察记录正常的心跳曲线。

2）分别于心室活动的收缩期与舒张早期，点击“刺激”按钮，刺激心室，观察曲线是否有变化。

3）分别于心室活动的舒张中期与舒张晚期，点击“刺激”按钮，刺激心室，观察曲线是否有变化。

（7）记录并分析实验结果。

［**注意事项**］　破坏蟾蜍的脑和脊髓必须彻底，以免其肢体活动影响实验结果；实验中经常用任氏液湿润心脏；应避免刺激电极短路。

期前收缩与代偿间歇实验报告

姓名：　　　　学号：　　　　班级：　　　　成绩：

结果：

额外刺激落在心室活动的______________期，可引出期前收缩与代偿间歇；而落在心室活动的______________期，不能引出期前收缩与代偿间歇。

分析与结论：

人体生理学实验二　呼吸运动的调节

[实验目的]　学习描记兔的呼吸运动曲线，观察缺氧等因素对呼吸运动的影响，同时学习胸膜腔内压的直接测量方法。

[实验原理]　节律性呼吸运动是呼吸中枢节律性活动的反映。呼吸中枢的节律性活动通过支配呼吸肌的膈神经和肋间神经引起膈肌和肋间肌的节律性舒缩活动，从而引起节律性的呼吸运动。平静呼吸时，胸膜腔内压虽随呼吸发生变化，但总是低于大气压，故称之为胸膜腔负压。

[实验器材]　BL－420 微机记录系统、张力换能器、哺乳类动物手术器械一套、固定支架、注射器、玻璃分针、CO_2 气囊、3% 戊巴比妥钠溶液、水检压计。

[实验动物]　家兔。

[实验方法]

(1) 麻醉与固定。用3% 戊巴比妥钠溶液，按 1 mL/kg 的量行耳缘静脉注射麻醉，背位固定在兔台上。

(2) 手术。

1）颈部剪毛，作颈部正中切口，长为 5～7 cm，依次分离皮下组织及颈部肌，再钝性分离气管，作气管切开并插管。

2）分离两侧迷走神经，穿线备用。

3）剪去上腹部兔毛，在起伏最明显处缚上张力换能器。

(3) 打开电子刺激器开关，开电脑，双击桌面上“BL－420 生物机能实验系统”图标，启动 BL－420 系统。

(4) 在 BL－NewCentury 生物信号显示与处理软件的主界面上，单击菜单条中的“实验项目”，选择“呼吸实验”，单击“呼吸运动调节”启动相应实验模块。调节张力换能器绳索的紧张度，以描记出适宜的呼吸运动曲线，注意使兔吸气时曲线上升、呼气时曲线下降。

（5）观察项目。

1）记录正常的呼吸运动曲线。

2）缺氧。将气管插管的一侧管夹闭，而使另一侧管与内装钠石灰的广口瓶相连，这样兔呼出的 CO_2 可被钠石灰吸收，而瓶中的 O_2 越来越少，CO_2 并不增加。观察完缺氧对呼吸运动的影响，待呼吸恢复正常后再进行下一项观察。

3）增加吸入气中的 CO_2 浓度。将装有 CO_2 的气囊管口对准气管插管侧管，另一侧管夹闭，让气囊中的 CO_2 缓慢流出，观察到呼吸曲线有变化后即可夹闭气囊管。待呼吸恢复正常后再观察下一项。

4）增大无效腔。将长度在 50 cm 以上的乳胶管连接在气管插管的一侧管上，另一侧管夹闭，让家兔通过该管呼吸一段时间。当呼吸曲线发生明显变化后即可撤去乳胶管。呼吸恢复正常后再观察下一项。

5）切断迷走神经。先切断一侧迷走神经，观察呼吸运动有何变化；再切断另一侧迷走神经，作同样观察。

6）以较小的刺激强度电刺激迷走神经中枢端（靠近头侧的断端），观察呼吸运动的变化。

7）胸膜腔负压的观察。先去掉张力换能器，关闭仪器。在兔腋前线 3～4 肋间，将水检压计上的针头插入胸膜腔，观察水检压计上“U”型管两侧液面高度差的变化。分别记录吸气末与呼气末水检压计上的读数。

（6）记录并分析实验结果。

[注意事项]

（1）作气管插管时应充分止血，以免血凝块阻塞插管。

（2）每项观察项目实施前均应有正常呼吸曲线作为对照，且每项观察时间不宜过长。

（3）胸膜腔插管时，用力不宜过大，针头不宜插得太深，以免刺伤肺组织引起气胸。

呼吸运动的调节实验报告

姓名：　　　　学号：　　　　班级：　　　　成绩：

结果：

1. 呼吸运动的调节的实验结果

实验项目	实验结果	
	呼吸频率	呼吸幅度
正常对照		
（1）缺 O_2		
（2）吸入 CO_2		
（3）增大无效腔		
（4）切断一侧迷走神经		
（5）切断两侧迷走神经		
（6）电刺激迷走神经中枢端		

2. 胸膜腔负压的观察

吸气末胸膜腔内压：________________。

呼气末胸膜腔内压：________________。

分析与结论：

1. 试逐项分析“呼吸运动的调节”的实验结果。

2. 分析胸膜腔负压的成因及生理意义。

第六章　病理学实验（选做）

大体标本的观察

［实验目的］　根据所见器官的病理变化，结合理论知识，了解病变的发生、发展及其因果关系，做出病理诊断。

［实验标本］　急性重症肝炎、心脏肥大、肝脂肪变、急性增殖性粟粒性肺结核、慢性纤维空洞型肺结核、胃溃疡、肝淤血、脾贫血性梗死、结肠水肿、纤维素性心包炎、小肠细菌性痢疾、阑尾炎、肝脓肿、皮下脂肪瘤、纤维瘤、纤维肉瘤、皮肤鳞状上皮癌、乳腺癌、食道癌、胃癌、直肠癌、结肠癌、原发性肝癌、肺癌、软骨肉瘤、卵巢黏液性囊腺瘤、卵巢畸胎瘤、阴茎癌。

［实验方法］

（1）辨认标本属什么器官、组织，是全部还是一部分。

（2）依次观察该器官或组织的大小（体积或重量），表面、切面的颜色，病灶部位等。观察实质器官如肝、脾的肿大或缩小，有腔器官如心腔的扩大或缩小、壁厚或薄；从器官的表面或切面观察器官的颜色、光滑或粗糙；观察器官有无病灶，病灶的数量、位置、大小、颜色及其和周围组织的关系。

（3）器官体积的改变或病灶大小的描述法。准确的说明是用长×宽×高计算，并以厘米（cm）为单位；但为了便于理解，一般可用常见的实物来形容，如粟粒大、绿豆大、龙眼核大、鸽蛋大、拳头大等。此外，物体的形状也常用习惯的实物来表示，如乳头状、椰菜花状、蕈状等。

（4）诊断。一般为：器官名称＋形态改变（病变名称）。如肝淤血。

第二部分 习 题

第一编 人体解剖学

绪 论

一、单项选择题

1. 下列关于解剖学姿势的描述，错误的是(　　)

A. 身体直立　　　　B. 下肢靠拢、足尖向前

C. 两眼向前平视　　D. 手掌面贴着身体

2. 下列关于解剖学方位术语的描述，正确的是(　　)

A. 空腔脏器里面为内侧

B. 远离正中矢状面者为外侧

C. 仰卧时，近腹者为上，近背者为下

D. 以体表为准，远离体表者为浅

3. 以人体正中矢状切面为准的方位术语是(　　)

A. 上、下　　　　B. 深、浅

C. 内、外　　　　D. 内侧、外侧

二、填空题

1. 在人体解剖学的术语中有三种相互垂直的轴：________轴、______轴和________轴。

2. 以人体解剖学姿势为准，近头者为_____，近足者为_____；近腹者为_____，近背者为_____。

三、名词解释

1. 器官　2. 矢状面　3. 冠状面

第一章 运动系统

骨 学

一、单项选择题

1. 围成椎孔的是( )
A. 椎弓根和椎弓板 B. 上、下相邻的棘突
C. 椎体与椎弓 D. 上、下相邻的椎弓根
2. 下列关于骨的构造的描述，错误的是( )
A. 婴幼儿的骨髓由红骨髓构成
B. 骨由骨质、骨髓两部分构成
C. 骨质分为骨密质和骨松质两类
D. 骨松质的间隙内有骨髓
3. 下列关于骨膜的描述，正确的是( )
A. 覆盖于骨的整个表面
B. 不含血管
C. 不含神经
D. 是骨发生、生长、改造和修复的重要结构
4. 围成椎间孔的结构是( )
A. 椎体与椎弓 B. 上、下相邻的椎弓根
C. 上、下相邻的棘突 D. 椎弓根和椎弓板
5. 下列关于闭孔的描述，正确的是( )
A. 由耻骨、髂骨、坐骨围成
B. 由髂骨、坐骨围成
C. 由耻骨、坐骨围成
D. 由耻骨、髂骨围成
6. 下列关于椎体的描述，错误的是( )
A. 椎体中央有椎孔 B. 位于椎骨前部

C. 呈短圆柱状　　　　　　　D. 表面有一层密质

7. 下列关于颈椎的描述，正确的是(　　)

A. 颈椎椎体较大，椎孔较小

B. 第 2 颈椎又名枢椎，棘突最长

C. 第 1 颈椎又名寰椎，无椎体

D. 第 7 颈椎又名隆椎，椎体上有齿突

8. 下列关于胸椎的特点，正确的是(　　)

A. 棘突分叉　　　　　　　B. 椎体侧面有肋凹

C. 横突上有横突孔　　　　D. 棘突水平伸向后方

9. 下列关于椎骨的描述，正确的是(　　)

A. 腰椎上有肋凹

B. 胸椎棘突平直伸向后方

C. 腰椎棘突宽而短呈板状

D. 第 7 颈椎称隆椎，特点是无椎体

10. 腕骨属于(　　)

A. 扁骨　　　B. 短骨　　　C. 长骨　　　D. 不规则骨

11. 下列骨不属于脑颅骨的是(　　)

A. 颧骨　　　B. 筛骨　　　C. 蝶骨　　　D. 颞骨

12. 下列关于人字缝的描述，正确的是(　　)

A. 由额骨、顶骨、枕骨、颞骨构成

B. 由顶骨与额骨构成

C. 由顶骨与枕骨构成

D. 由枕骨与蝶骨构成

13. 下颌骨属于(　　)

A. 扁骨　　　B. 短骨　　　C. 长骨　　　D. 不规则骨

14. 颈椎特有的结构是(　　)

A. 关节突　　B. 横突孔　　C. 椎弓　　　D. 横突

15. 腓骨属于(　　)

A. 扁骨　B. 短骨　C. 长骨　D. 不规则骨

16. 下列骨中，属于含气骨的是(　)

A. 上颌骨　B. 顶骨　C. 锁骨　D. 肱骨

17. 顶骨属于(　)

A. 扁骨　B. 短骨　C. 长骨　D. 不规则骨

18. 参与构成翼点的有(　)

A. 额骨、枕骨、顶骨和颞骨

B. 颧骨、蝶骨、顶骨和颞骨

C. 额骨、蝶骨、顶骨和颞骨

D. 颧骨、额骨、枕骨和颞骨

19. 人体最长的骨是(　　)

A. 股骨　B. 胫骨　C. 椎骨　D. 肱骨

20. 下列关于股骨的描述，不正确的是(　　)

A. 股骨头与闭孔相接

B. 近侧端的股骨头下外侧的狭细部分称为股骨颈

C. 颈与体交界处有两个隆起，为大转子和小转子

D. 远侧端有两个膨大，分别称为内侧髁和外侧髁

21. 下列不属于自由上肢骨的是(　)

A. 锁骨　B. 尺骨　C. 肱骨　D. 桡骨

22. 下列不属于自由下肢骨的是(　　)

A. 股骨　B. 髋骨　C. 胫骨　D. 腓骨

23. 全身最大的籽骨是(　　)

A. 趾骨　B. 髌骨　C. 腕骨　D. 跖骨

24. 下列关于胸骨的描述，错误的是(　　)

A. 属于扁骨

B. 位于胸前部正中

C. 可分为胸骨柄、胸骨体两部分

D. 胸骨柄、体相接处有横行隆起为胸骨角

二、判断题（正确的填 A，错误的填 B）

1. 骨密质质地致密，构成长骨干以及其他类型骨和长骨骺的外层。( )

2. 骨松质呈蜂窝状，存在于长骨骺及其他类型骨的内部。( )

3. 红骨髓有造血功能，在成人存在于长骨的骨髓腔内。( )

4. 肋共 12 对，由肋骨和肋软骨构成。( )

5. 上肢带骨包括锁骨、肩胛骨和肱骨。( )

6. 面颅骨为颅的前下部，形成颜面的基本轮廓，并参与构成口腔、鼻腔和眶。( )

7. 锁骨内侧端与胸骨柄相接，外侧端与肱骨相关节。( )

三、填空题

1. 成人的骨共有 206 块，可分为____、____、____和____四部分。

2. 骨的基本结构包括____、____和____。

3. 根据骨的基本形态，可将其分为____、____、____和____四类。

4. 骨髓可分为____和____，具有造血功能的是____。

5. 胸骨可分为____、____和____三部分。

6. 成对的脑颅骨是____和____；不成对的脑颅骨是____、____、____和____。

7. 运动系统由____、____和____组成。

8. 髋骨包括____、____和____。

9. 骨性鼻旁窦包括 4 对，即____、____、____和____。

四、名词解释

1. 翼点　2. 胸骨角　3. 冠状缝

五、问答题

试述椎骨的共同形态和各个椎骨的特征。

骨　连　结

一、单项选择题

1. 关节的辅助结构包括(　　)

A. 关节唇、关节软骨、关节囊

B. 关节面、韧带、关节唇

C. 关节面、关节囊、关节腔

D. 韧带、关节唇、关节软骨等

2. 下列能作环转运动的关节是(　　)

A. 指间关节　B. 肘关节　C. 膝关节　D. 肩关节

3. 关节的基本结构是(　　)

A. 韧带、关节唇、关节软骨

B. 直接连结和间接连结

C. 关节面、关节囊、关节腔

D. 纤维连结、软骨连结、骨性连结

4. 下列关节中，关节囊内具有关节盘的是(　　)

A. 肘关节　B. 膝关节　C. 髋关节　D. 肩关节

5. 构成肩关节的关节面有(　　)

A. 肱骨头和肩胛下窝

B. 肱骨头与肩胛骨关节盂

C. 肱骨滑车与肩胛骨关节盂

D. 肱骨头和肩胛骨肩峰关节面

6. 下列关于肘关节的描述，正确的是(　　)

A. 可做屈、伸、收、展运动

B. 由肱骨下端和尺骨、桡骨上端构成
C. 由肱骨下端和尺骨上端组成
D. 由肱骨下端和桡骨上端组成
7. 关于女性骨盆和男性骨盆的比较，下列错误的是(　　)
A. 女性骨盆上口较大
B. 女性骨盆上口近似圆形
C. 女性骨盆外形窄而长
D. 女性骨盆耻骨弓的角度较大
8. 下列关于肋的描述，正确的是(　　)
A. 上 8 对肋直接与胸骨相连
B. 第 8 ～ 12 肋组成肋弓
C. 肋骨后端的肋头与椎骨形成关节
D. 肋骨呈长条形，属长骨
9. 下列能作外展和内收运动的关节是(　　)
A. 肘关节　　B. 膝关节　　C. 胸锁关节　　D. 腕关节
10. 人体运动最灵活的关节是(　　)
A. 肘关节　　B. 膝关节　　C. 踝关节　　D. 肩关节
11. 人体最大、最复杂的关节是(　　)
A. 肘关节　　B. 膝关节　　C. 髋关节　　D. 肩关节
12. 下列关于膝关节的描述，错误的是(　　)
A. 前、后交叉韧带可防止胫骨前移和后移
B. 关节囊内有半月板
C. 由股骨下端和胫骨、腓骨上端构成
D. 关节囊两侧有韧带加强
13. 参与围成小骨盆下口的结构不包括(　　)
A. 双侧的耻骨弓　　B. 双侧的坐骨结节
C. 双侧的骶结节韧带　　D. 骶骨岬
14. 下列关于肩关节的描述，错误的是(　　)

A. 由肱骨头和肩胛骨关节盂构成
B. 可作环转运动
C. 可作屈、伸运动
D. 关节囊厚而坚韧
15. 下列关于关节面的描述，错误的是(　　)
A. 表面光滑　　B. 表面有骨膜
C. 参与构成关节　　D. 一般为一凸一凹
16. 下列关于关节腔的描述，错误的是(　　)
A. 为关节软骨和关节囊滑膜共同围成
B. 关节腔内为负压，对维持关节的稳定性有一定作用
C. 含有较多的滑液
D. 为密闭的腔隙
17. 关节沿冠状轴可作(　　)
A. 收和展　B. 屈和伸　C. 环转　D. 旋转
18. 下列关于关节囊的描述，错误的是(　　)
A. 由结缔组织构成
B. 内层是纤维层
C. 附着在关节面周缘及附近的骨面上
D. 封闭关节腔
19. 下列关于椎间盘的描述，正确的是(　　)
A. 参与椎管后壁的构成
B. 是连结相邻两椎体部分的骨性结合
C. 是连结相邻两椎弓部分的纤维软骨板
D. 由中央部的髓核和周围部的纤维环构成
20. 通过肩关节囊内的肌腱是(　　)
A. 冈上肌的肌腱　　B. 肱二头肌短头腱
C. 肱二头肌长头腱　　D. 肱三头肌长头腱
21. 耻骨联合属于(　　)

A. 间接连结　　　　　　　　B. 骨性连合
C. 韧带连结　　　　　　　　D. 软骨连结

二、判断题（正确的填 A，错误的填 B）

1. 直接连结是两骨间借纤维结缔组织或软骨相连，其间无间隙，不能活动。(　　)

2. 关节软骨位于两骨面之间，使两骨关节互相适应，更有利于关节的运动。(　　)

3. 屈和伸是关节沿矢状轴进行的运动。(　　)

4. 骨环绕垂直轴进行运动，称为旋转；骨的前面转向内侧称旋内。(　　)

5. 腕关节可作屈、伸、收、展和环转运动。(　　)

6. 椎间盘纤维环为呈环形排列的纤维软骨，前窄后宽，围绕在髓核的周围。(　　)

7. 成人胸廓近似圆锥形，其横径短，前后径长，上口小，下口大。(　　)

8. 耻骨联合由左右耻骨借纤维软骨板共同构成。两侧耻骨之间的骨性弓称耻骨弓。(　　)

9. 肘关节主要结构特点为关节囊的前、后壁薄弱而松弛，两侧有桡、尺侧副韧带加强。(　　)

10. 骨盆被骶骨岬至耻骨联合上缘的分界线分为上方的大骨盆和下方的小骨盆。(　　)

三、填空题

1. 关节的基本结构包括______、关节囊和______三部分。

2. 关节的辅助结构包括________、__________、关节唇等。

3. 关节囊可分为内、外两层，外层为________，内层为________。

4. 骨盆被界线分为上方的______和下方的______。

5. 骨盆由______、______、尾骨和它们之间的骨连结共同构成。

6. 胸廓由12块______、12对______、1块胸骨和它们之间的骨连结共同构成。

四、名词解释

1. 关节　2. 关节腔　3. 椎间盘　4. 肋弓

五、问答题

1. 试述关节的基本构造。
2. 试述肩关节的组成、结构特点和运动方式。
3. 试述膝关节的构成、结构特点。
4. 试述髋关节的组成、结构特点和运动方式。
5. 试述男女骨盆的主要差别。

肌　学

一、单项选择题

1. 下列不属于骨骼肌形态分类的是(　　)

A. 短肌　B. 阔肌　C. 不规则肌　D. 轮匝肌

2. 肌的辅助装置中不包括(　　)

A. 肌纤维　B. 腱鞘　C. 滑膜囊　D. 筋膜

3. 下列能使肩关节内收的肌肉是(　　)

A. 胸小肌　B. 胸大肌　C. 冈上肌　D. 肋间内肌

4. 属于胸固有肌的是(　　)

A. 背阔肌　B. 肋间内肌　C. 胸大肌　D. 胸小肌

5. 肋间外肌收缩时(　　)

A. 助吸气　B. 助呼气

C. 助吸气和呼气　D. 与呼吸无关

6. 下列与呼吸运动无关的肌是(　　)

A. 膈肌　B. 斜方肌　C. 肋间外肌　D. 肋间内肌

7. 胸大肌的起点不包括(　　)

A. 胸骨　　B. 第1到第6肋软骨

C. 肱骨大结节　　D. 锁骨的内侧半

8. 三角肌的作用是(　　)

A. 伸肘关节　　B. 内收肩关节

C. 外旋肘关节　　D. 外展肩关节

9. 肘关节的主要屈肌为(　　)

A. 肱二头肌　　B. 肱三头肌

C. 胸大肌　　D. 三角肌

10. 髋关节强有力的伸肌是(　　)

A. 缝匠肌　　B. 股四头肌

C. 小腿三头肌　　D. 臀大肌

11. 伸肘关节的肌为(　　)

A. 三角肌　　B. 肱二头肌　　C. 肱三头肌　　D. 胸大肌

12. 全身最大的阔肌是(　　)

A. 胸大肌　　B. 斜方肌　　C. 背阔肌　　D. 腹外斜肌

二、判断题（正确的填A，错误的填B）

1. 阔肌扁而薄，多分布于胸、腹壁。(　　)

2. 肌腱主要由大量的横纹肌纤维构成，色红，柔软而有收缩能力。(　　)

3. 肌肉的起点和止点是相对的，在一定条件下，两者可以互换。(　　)

4. 大腿肌前群主要有股二头肌和缝匠肌，后群主要有股四头肌。(　　)

5. 胸锁乳突肌两侧收缩，头向后仰；单侧收缩，使头歪向对侧，面转向同侧。(　　)

6. 长肌多见于四肢，收缩时显著缩短而引起大幅度的运动。(　　)

7. 胸锁乳突肌起自胸骨柄前面和锁骨的胸骨端。( )
8. 臂肌的后群主要是肱二头肌。( )

三、填空题

1. 每块骨骼肌包括____________和__________两部分。
2. 肌的辅助装置包括__________、________ 和腱鞘等。
3. 根据肌的外形可将其分为________、______、______、________。
4. 根据肌组织结构和功能的不同，可将人体的肌分为__________、__________和骨骼肌三种。
5. 全身体积最大的肌肉是______________。
6. 小腿三头肌是由________ 和__________组成的。

四、名词解释

1. 滑膜囊 2. 腱鞘

五、问答题

1. 试述膈的 3 个裂孔及膈的主要功能。
2. 试述肱二头肌的起止点和主要作用。
3. 试述股四头肌的构成、起止和作用。

第二章 消 化 系 统

一、单项选择题

1. 下颌下腺的导管开口于( )
A. 舌下阜 B. 舌黏膜 C. 舌扁桃体 D. 舌下襞
2. 食管的第二狭窄在( )
A. 咽与食管相接处 B. 与右主支气管交叉处
C. 食管穿膈的食管裂孔处 D. 与左主支气管交叉处
3. 胃中度充盈时大部分位于( )
A. 左季肋区 B. 右季肋区
C. 腹上区 D. 脐区

4. 腭扁桃体位于( )
A. 舌体下面
B. 腭舌弓与腭咽弓之间的凹窝内
C. 鼻咽
D. 喉咽
5. 咽鼓管咽口位于( )
A. 口腔前庭 B. 喉咽部 C. 口咽部 D. 鼻咽部
6. 胃的四部分别是( )
A. 贲门部、胃底、胃体和幽门窦
B. 幽门部、胃底、胃体和胃大弯
C. 贲门部、胃底、胃体和胃小弯
D. 贲门部、胃底、胃体和幽门部
7. 上消化道指( )
A. 从口腔到胃 B. 从口腔到十二指肠
C. 从口腔到食管 D. 从口腔到回肠
8. 下列关于舌的描述，正确的是( )
A. 舌表面数量最多的为丝状乳头
B. 轮廓乳头位于舌侧缘的后部
C. 丝状乳头内含有味蕾
D. 界沟将舌分为后端的舌体和前端的舌根
9. 下列关于腮腺管开口的描述，正确的是( )
A. 开口于平对下颌第 2 前磨牙相对的颊黏膜上
B. 开口于平对下颌第 2 磨牙相对的颊黏膜上
C. 开口于平对上颌第 2 前磨牙相对的颊黏膜上
D. 开口于平对上颌第 2 磨牙相对的颊黏膜上
10. 胆总管开口于( )
A. 十二指肠降部 B. 十二指肠升部
C. 十二指肠上部 D. 十二指肠水平部

11. 下列不通过肝门的是(　　)
A. 胆总管　　B. 肝左、右管
C. 肝门静脉　　D. 肝固有动脉
12. 参与围成咽峡的结构不包括(　　)
A. 腭舌弓　B. 腭咽弓　C. 腭垂　D. 舌根
13. 下列关于胆囊的描述，错误的是(　　)
A. 呈梨形　　B. 分为底、体、颈、管四部
C. 位于肝下面的胆囊窝内　　D. 具有分泌胆汁的功能
14. 人体最大的消化腺是(　　)
A. 胰腺　B. 舌下腺　C. 腮腺　D. 肝脏
15. 下消化道不包括(　　)
A. 空肠　B. 回肠　C. 十二指肠　D. 直肠
16. 下列关于胆总管的描述，正确的是(　　)
A. 可储存和分泌胆汁　　B. 与胰管合成肝胰壶腹
C. 开口于空肠　　D. 由肝左、右管汇合而成
17. 下列关于肝的叙述，错误的是(　　)
A. 上面被镰状韧带分为2叶
B. 成人在右肋弓下缘一般不能触及
C. 在成人腹上区可达剑突下3～5 cm
D. 大部分位于左上腹部
18. 下列关于胰的描述，不正确的是(　　)
A. 是人体第二大消化腺
B. 分为胰头、胰体和胰尾三部分
C. 胰头伸向脾，胰尾被十二指肠包绕
D. 在第1～2腰椎水平贴腹后壁

二、判断题（正确的填A，错误的填B）

1. 大消化腺有大唾液腺、肝、胆囊和胰腺。(　)
2. 上唇表面正中线上有一浅沟称为人中，为人类所特

有。(　　)

3. 丝状乳头数量最多，内含有味蕾，司味觉。(　)

4. 喉咽部位于喉的后方，向前借喉口与喉腔相通，向下与食管相续。(　　)

5. 腭舌弓和腭咽弓之间的窝内有腭扁桃体，是淋巴组织，具有防御功能。(　　)

6. 牙釉质是人体中钙化程度最高的组织。(　　)

7. 胃下缘称为胃小弯，上缘称为胃大弯。(　)

8. 胆囊的主要作用为产生胆汁。(　)

三、填空题

1. 消化系统由________和________两部分组成。

2. 临床上通常将口到十二指肠的这部分管道称为______，空肠以下的部分称为______。

3. 口腔借上、下牙弓和牙龈分为前外侧的______和后内侧的______。

4. 大唾液腺有三对，即______、______和______。

5. 每个牙可分为______、______和______三部分。

6. 人一生有两套牙齿，即______、______。

7. 根据恒牙的形态和功能不同，可分为______、______、______和______。

8. 咽腔可分为______、______和______。

9. 胆囊分______、______、______及______四个部分。

10. 十二指肠可分为四部分，即______、______、______和______。

11. 小肠可分为三部分，即______、______和回肠。

12. 结肠可分为四部分，依次为升结肠、横结肠、______和______。

13. 根据肠的位置和特点，大肠分为______、______、______、______和______。

14. 胰可分为______、______、______三部分。

四、名词解释

1. 腹膜腔　2. 咽峡　3. 幽门瓣　4. 肝门

五、问答题

1. 试述消化系统的组成。
2. 试述食管的3处生理性狭窄。
3. 试述胃的位置和分部。
4. 肝外胆道包括哪些部分？

第三章　呼 吸 系 统

一、单项选择题

1. 喉腔最狭窄的部位是(　　)

A. 声门裂　B. 前庭裂　C. 声门下腔　D. 喉中间腔

2. 下列关于鼻腔的描述，不正确的是(　　)

A. 鼻腔被鼻中隔分为左、右两部分
B. 鼻后孔通鼻咽
C. 鼻黏膜均含嗅细胞
D. 鼻腔可分鼻前庭和固有鼻腔两部

3. 下列关于肺的描述，错误的是(　　)

A. 左肺较右肺宽而短
B. 每个肺的表面覆以胸膜
C. 左、右肺均有一尖、一底、两面和三缘
D. 左、右肺的形态都呈圆锥形

4. 下列关于纵隔的描述，正确的是(　　)

A. 容纳心、肺　B. 位于胸膜腔内
C. 两侧界是纵隔胸膜　D. 上界是肺尖

5. 下列关于左、右主支气管的描述，不正确的是(　　)

A. 气管异物易坠入左主支气管

B. 右主支气管较左主支气管短

C. 左主支气管较右主支气管细

D. 左主支气管较右主支气管水平

6. 下列关于气管的描述，错误的是(　　)

A. 气管杈平胸骨角高度

B. 位于中纵隔内

C. 气管软骨呈“C”形，缺口对向后方，由平滑肌和结缔组织封闭

D. 位于食管的前方

7. 最大的喉软骨是(　　)

A. 会厌软骨　　B. 环状软骨

C. 甲状软骨　　D. 杓状软骨

8. 成对的喉软骨是(　　)

A. 甲状软骨　　B. 环状软骨

C. 杓状软骨　　D. 会厌软骨

9. 喉软骨中，能开放或关闭喉口的是(　　)

A. 环状软骨　　B. 甲状软骨

C. 杓状软骨　　D. 会厌软骨

二、判断题（正确的填A，错误的填B）

1. 固有鼻腔外侧壁可见上鼻甲、中鼻甲和下鼻甲。(　　)

2. 固有鼻腔黏膜可分为嗅部和呼吸部。(　　)

3. 喉既是呼吸道，又是发音器官。(　　)

4. 气管位于食管后面。(　　)

5. 喉腔是喉壁围成的管形腔，向下通咽，向上通气管。(　　)

6. 气管软骨为完整的软骨环。(　　)

7. 纵隔是分隔左、右胸膜腔的间隔，上窄下宽。(　　)

8. 胸膜腔左右各一，互不相通。(　　)

9. 肺呈海绵状，由肺内的各级支气管、肺泡、血管及淋巴管等组成。(　　)

三、填空题

1. 每侧鼻腔均分为前部的________和后部的________。

2. 鼻旁窦包括______、______、________和________。

3. 喉腔的黏膜形成两皱襞，上方的一对称________，下方的一对称________。

4. 喉的软骨，不成对的有______、______、________，成对的有________。

5. 喉和气管中唯一完整的软骨环是________。

6. 右肺由________和________分为上、中、下三叶。

四、名词解释

1. 胸膜腔　2. 气管杈　3. 声门裂　4. 肺门

五、问答题

1. 试述呼吸系统的组成和功能。

2. 气管内的异物常易坠入哪侧主支气管？为什么？

3. 胸廓、胸腔、胸膜腔有何不同？

第四章　泌尿系统

一、单项选择题

1. 下列关于输尿管的描述，正确的是(　　)

A. 第二狭窄位于其穿膀胱壁处

B. 起自肾盂，终于膀胱

C. 按行程可分为腹段和盆段

D. 第一狭窄位于肾盂与输尿管移行处，此处为输尿管的最窄处

2. 下列关于肾实质的描述，错误的是(　　)

A. 肾髓质主要由 15 ～ 20 个肾锥体构成
B. 肾皮质新鲜时呈红褐色
C. 肾锥体尖端圆钝，朝向肾窦，称肾小盏
D. 由浅层的肾皮质和深层的肾髓质构成

3. 女性易发生逆行性尿路感染，其主要原因是(　)
A. 膀胱容积大　　B. 前上方与阴蒂相邻
C. 女性抗感染能力较差　　D. 尿道短、宽而直

4. 下列关于女性尿道的描述，错误的是(　　)
A. 起于膀胱的尿道内口
B. 有 3 个狭窄
C. 下端开口于阴道前庭的尿道外口
D. 仅有排尿功能

5. 下列关于膀胱的位置，不正确的是(　　)
A. 男性下邻前列腺
B. 空虚时不超过耻骨联合上缘
C. 女性后邻直肠
D. 前方为耻骨联合

6. 下列关于肾的描述，错误的是(　)
A. 右肾位置略高于左肾
B. 肾是实质性器官
C. 新鲜肾呈红褐色，表面光滑，质柔软，形似豇豆
D. 肾位于脊柱两旁，紧贴腹后壁

7. 下列关于尿道的描述，错误的是(　)
A. 女性尿道较男性尿道长
B. 男性尿道兼有排尿和排精的功能
C. 女性尿道开口于阴道前庭
D. 女性尿道只有排尿的功能

二、判断题（正确的填A，错误的填B）

1. 肾是实质性器官，位于脊柱两旁，紧贴腹后壁，属腹膜外位器官。（ ）

2. 肾窦内容纳肾盏、肾盂、肾血管及脂肪组织等。（ ）

3. 输尿管先位于腹部，后进入盆腔，最后垂直穿膀胱壁开口于膀胱。（ ）

4. 膀胱空虚时，略呈锥体形；当膀胱充盈时呈卵圆形。（ ）

5. 膀胱尖朝向前下方，膀胱底朝向后上方。（ ）

6. 空虚时膀胱一般不超过耻骨联合上缘。（ ）

三、填空题

1. 肾皮质主要由________和________构成。

2. 泌尿系统由_______、_______、_______和_______四部分组成。

3. 在肾的冠状切面上肾实质可分为________、________两部分。

四、名词解释

1. 肾门 2. 肾窦 3. 肾乳头

五、问答题

1. 试述输尿管的分段及狭窄。

2. 试述肾的内部结构。

3. 试述尿液从生成至排出体外的途径。

第五章 生殖系统

一、单项选择题

1. 能产生精子和分泌男性激素的是（ ）

A. 睾丸 B. 精囊腺 C. 前列腺 D. 附睾

2. 限制子宫向侧方移位的是（ ）

A. 子宫主韧带　　B. 骶子宫韧带
C. 子宫阔韧带　　D. 尿生殖膈
3. 下列不属于女性内生殖器的是(　　)
A. 阴道前庭　　B. 卵巢
C. 阴道　　D. 子宫
4. 下列关于男性生殖系统的描述，正确的是(　　)
A. 精囊腺为贮存精子的囊
B. 内生殖器由生殖腺和输精管道两部分组成
C. 阴茎由一个海绵体包以皮肤构成
D. 睾丸产生的精子先贮存于附睾内
5. 下列关于阴茎的叙述，错误的是(　　)
A. 由 1 条阴茎海绵体和 1 条尿道海绵体构成
B. 分头、体、根三部分
C. 尿道海绵体后端为尿道球
D. 阴茎海绵体后端为阴茎脚
6. 下列关于卵巢的描述，错误的是(　　)
A. 卵巢为成对的中空性器官
B. 卵巢位于盆腔内髂内、外动脉起始部之间的夹角处
C. 卵巢呈扁卵圆形，左右各一
D. 卵巢前缘有系膜附着，并有血管、淋巴管和神经等出入
7. 下列关于子宫的描述，错误的是(　　)
A. 子宫的后方为膀胱
B. 成年未孕的子宫，呈前后略扁、倒置的鸭梨形
C. 底与颈之间的部分称为子宫体
D. 上端在两侧输卵管子宫口以上的圆凸部分称为子宫底
8. 下列关于睾丸和附睾的描述，正确的是(　　)
A. 睾丸和附睾均为生殖腺
B. 附睾可分附睾根、附睾体、附睾头三部

C. 睾丸上端和后缘有附睾附着

D. 附睾除可产生精子，还可供精子营养

9. 男性尿道管径最宽的部分是(　　)

A. 尿道海绵体部　　B. 尿道前列腺部

C. 尿道内口　　D. 尿道膜部

10. 下列关于睾丸的描述，不正确的是(　　)

A. 睾丸上端被附睾尾遮盖

B. 精曲小管上皮产生精子

C. 后缘为血管、神经、淋巴管出入的部位

D. 睾丸位于阴囊内，左右各一

11. 下列与精子的排出无关的是(　　)

A. 附睾　　B. 膀胱　　C. 射精管　　D. 输精管

12. 下列关于女性内生殖器的描述，不正确的是(　　)

A. 输送管道包括输卵管、子宫和阴道

B. 包括生殖腺、输送管道

C. 生殖腺为卵巢

D. 卵巢是产生卵子和分泌女性激素的器官

13. 生成精子的部位是(　　)

A. 精直小管　　B. 精曲小管上皮

C. 附睾管　　D. 间质细胞

14. 下列关于男性尿道的描述，错误的是(　　)

A. 兼具排尿和排精功能

B. 耻骨前弯可以变化

C. 尿道膜部有射精管的开口

D. 尿道海绵体部为男性尿道最长的一部分

15. 输卵管结扎术常用的部位是(　　)

A. 输卵管子宫部　　B. 输卵管峡

C. 输卵管壶腹　　D. 输卵管漏斗

二、判断题（正确的填 A，错误的填 B）

1. 精曲小管的上皮为产生精子的部位，睾丸的间质细胞可产生男性激素。（　　）

2. 附睾的主要作用是贮存精子。（　　）

3. 射精管末端开口于尿道膜部。（　　）

4. 阴茎根与体交接处缩窄，称为阴茎颈。（　　）

5. 输精管起始于附睾尾，穿腹下壁进入腹腔，末端膨大为输精管壶腹。（　　）

6. 输精管壶腹与精囊腺的排泄管汇合成射精管。（　　）

7. 阴茎主要由 1 个阴茎海绵体和 1 个尿道海绵体构成，外包皮肤和筋膜。（　　）

8. 阴茎海绵体前端显著扩大成阴茎头。（　　）

9. 输卵管位于子宫底两侧，包裹在子宫阔韧带上缘内。（　　）

10. 子宫位于小骨盆腔的中央，在膀胱之前。（　　）

三、填空题

1. 男性尿道最长的一段是________，最宽阔处是________，最狭窄处是________。

2. 附睾包括__________、__________和______________三部分。

3. 输精管道包括______、______、______和______。

4. 输卵管由内侧向外侧分四部，依次为______、______、______和______。

5. 输卵管最狭窄处是____，输卵管结扎常选的部位在____。

6. 子宫可分三部，即______、______和______。

四、名词解释

1. 后尿道　2. 前尿道　3. 输卵管伞　4. 子宫颈

五、问答题

1. 试述男性生殖系统的组成。
2. 试述男性尿道的分部及三处狭窄、两个弯曲。
3. 试述子宫的固定装置及作用。
4. 试述女性生殖系统的组成。

第六章 循环系统

一、单项选择题

1. 体循环的起点是(　　)
A. 右心房　B. 左心房　C. 左心室　D. 右心室
2. 肺循环的起点是(　　)
A. 右心房　B. 左心房　C. 左心室　D. 右心室
3. 下列关于心尖的描述，正确的是(　　)
A. 由左心室和部分右心室构成
B. 朝向右前下方
C. 为冠状沟与前室间沟的交点
D. 位于左侧第 5 肋间隙，在锁骨中线内侧 1～2 cm 处
4. 下列关于心的位置的描述，正确的是(　　)
A. 位于胸腔的上纵隔内
B. 位于胸腔后纵隔内
C. 位于胸腔的前纵隔内
D. 大部分位于身体正中线的左侧
5. 主动脉弓的分支有(　　)
A. 右颈总动脉　B. 头臂干
C. 冠状动脉　D. 右锁骨下动脉
6. 血液进入左心室的入口是(　　)
A. 冠状窦口　B. 上腔静脉口
C. 肺静脉口　D. 左房室口

7. 下列关于冠状动脉的描述，正确的是(　　)
A. 后室间支来自左冠状动脉
B. 起自降主动脉
C. 是营养心壁的血管
D. 前室间支来自右冠状动脉
8. 下列关于右心房的描述，正确的是(　　)
A. 内下方借房间隔与左心室相隔
B. 只接收上、下腔静脉的血
C. 出口处有二尖瓣
D. 借房室口与右心室相通
9. 心正常起搏点是(　　)
A. 房室束　　B. 窦房结
C. 房室结　　D. 左、右束支
10. 二尖瓣位于(　　)
A. 左房室口　　B. 主动脉口
C. 肺动脉口　　D. 右房室口
11. 心房与心室的表面分界是(　　)
A. 前室间沟　　B. 冠状沟
C. 室上嵴　　D. 房室交点
12. 下列关于心外形的描述，错误的是(　　)
A. 冠状沟是左、右心室表面的分界标志
B. 心底朝向右后上方
C. 心似倒置的圆锥体，大小稍大于本人的拳头
D. 前室间沟为胸肋面从冠状沟向下到心尖右侧的浅沟
13. 下列关于房室瓣的描述，错误的是(　　)
A. 其作用可防止血液返流入心房
B. 腱索连于瓣膜的心室面
C. 左房室口为二尖瓣

D. 心房收缩时，房室瓣关闭

14. 下列关于心传导系统的描述，错误的是(　　)

A. 窦房结是心的正常起搏点

B. 由特殊分化的心肌纤维组成

C. 左右束支起于窦房结

D. 能自主产生兴奋并传递冲动，以维持心正常的节律性舒缩

15. 冠状窦注入(　　)

A. 下腔静脉　　B. 左心房

C. 上腔静脉　　D. 右心房

16. 下列关于心尖的描述，正确的是(　　)

A. 由左、右心室构成

B. 由左心室构成

C. 由右心室构成

D. 在剑突下方可摸到心尖搏动

17. 左心室出口周缘附着的是(　　)

A. 肺动脉瓣　　B. 二尖瓣

C. 三尖瓣　　D. 主动脉瓣

18. 颈动脉小球位于(　　)

A. 颈外动脉起始处的后方　　B. 颈内动脉起始处的膨大部

C. 颈总动脉分叉处的后方　　D. 颈总动脉起始处的后方

19. 关于掌浅弓的描述，正确的是(　　)

A. 由桡动脉末端和尺动脉的掌深支吻合而成

B. 由桡动脉末端和尺动脉的掌浅支吻合而成

C. 由尺动脉末端和桡动脉的掌深支吻合而成

D. 由尺动脉末端和桡动脉的掌浅支吻合而成

20. 下列关于大隐静脉的描述，正确的是(　　)

A. 在足背外侧缘起于足背静脉弓

B. 行经小腿的后外侧

C. 注入股静脉

D. 属于下肢的深静脉

21. 睾丸动脉起自(　　)

A. 髂外动脉　B. 肾动脉　C. 髂内动脉　D. 腹主动脉

22. 下列属于腹主动脉成对的分支的是(　　)

A. 肠系膜上动脉　　B. 腹腔干

C. 肾动脉　　D. 肠系膜下动脉

23. 下列具有三尖瓣结构的是(　　)

A. 主动脉口　B. 肺动脉口　C. 左房室口　D. 右房室口

24. 颈部最大的浅静脉是(　　)

A. 颈内静脉　B. 腋静脉　C. 颈外静脉　D. 锁骨下静脉

25. 下列关于颈内动脉的描述，正确的是(　　)

A. 直接起自主动脉弓

B. 直接起自头臂干

C. 分为颞浅动脉和上颌动脉两个终支

D. 营养脑和视器

26. 肠系膜下动脉起始处闭塞，可能出现血供障碍的部位是(　　)

A. 升结肠和横结肠　　B. 胃

C. 空肠和回肠　　D. 降结肠和乙状结肠

27. 下列关于掌深弓的描述，正确的是(　　)

A. 由桡动脉末端和尺动脉的掌深支吻合而成

B. 由桡动脉末端和尺动脉的掌浅支吻合而成

C. 由尺动脉末端和桡动脉的掌深支吻合而成

D. 由尺动脉末端和桡动脉的掌浅支吻合而成

28. 下列由右心室发出的是(　　)

A. 升主动脉　　B. 头臂干

C. 肺动脉　　　　　　　　D. 左颈总动脉

29. 下列不是直接发自腹主动脉的血管是(　　)

A. 腹腔干　　　　　　　　B. 髂内动脉

C. 卵巢动脉　　　　　　　D. 肾上腺中动脉

30. 下列关于下腔静脉的描述，正确的是(　　)

A. 与上腔静脉汇合后注入右心房

B. 收集上肢、盆部和腹部的静脉血

C. 穿膈的腔静脉孔进入胸腔

D. 由左、右髂内静脉汇合而成

31. 下列属于腹主动脉不成对的分支的是(　　)

A. 睾丸动脉　　　　　　　B. 肾上腺中动脉

C. 肾动脉　　　　　　　　D. 肠系膜下动脉

32. 下列关于上腔静脉的描述，正确的是(　　)

A. 收集下肢、盆部和腹部的静脉血

B. 注入左心房

C. 是人体最大的静脉

D. 由左、右头臂静脉汇合而成

33. 小隐静脉直接注入(　　)

A. 大隐静脉　B. 髂内静脉　C. 腘静脉　D. 胫后静脉

34. 全身最大的静脉是(　　)

A. 头臂静脉　B. 上腔静脉　C. 下腔静脉　D. 髂总静脉

二、判断题（正确的填 A，错误的填 B）

1. 心约 2/3 在身体正中线的左侧，1/3 在右侧。(　　)

2. 心右缘垂直向下，心左缘钝圆，心下缘接近水平位。(　　)

3. 前室间沟是心的胸肋面从冠状沟向下到心尖右侧的浅沟。(　　)

4. 左右心房之间、左右心室之间均不相通，但心房和心室

是相通的。(　　)

5. 纤维心包为心包内层，浆膜心包可分为壁、脏两层。(　　)

6. 肺动脉起自右心室肺动脉口，至主动脉弓的下方分为左、右肺动脉。(　　)

7. 左、右冠状动脉起自降主动脉。(　　)

8. 头静脉和贵要静脉之间有肘正中静脉交通。(　　)

9. 颈总动脉到甲状软骨上缘处分为颈内动脉和颈外动脉。(　　)

10. 左、右颈总动脉均直接发自主动脉弓。(　　)

11. 颈动脉小球为化学感受器。(　　)

12. 下腔静脉收集下肢、盆部和腹部的静脉血。(　　)

13. 小隐静脉起于足背静脉弓内侧，注入腘静脉。(　　)

14. 颈内静脉与颈外静脉汇合为锁骨下静脉。(　　)

三、填空题

1. 循环系统为一套密闭的管道系统，包括__________和__________两部分。

2. 心血管系统由心、________、________和毛细血管组成。

3. 肺循环起于________，终于________。

4. 体循环起于________，终于________。

5. 左、右心室表面的分界标志是________和________。

6. 右房室口为________瓣，左房室口为________瓣。

7. 左、右心房之间为__________隔，左、右心室之间为________隔。

8. 主动脉可分为________、________和________三部分。

9. 心包由________心包和________心包两部分构成。

10. 头臂干分为__________和__________动脉。

11. 颈动脉窦是________感受器，颈动脉小球是________感受器。

12. 主动脉弓发出三条较大的动脉，由右向左依次发出_______、_______和_______。

13. 主动脉降部分为__________和__________。

14. 左、右锁骨下动脉分别来源于_______和_______。

15. 每侧髂总动脉至骶髂关节的前方附近分为________和________。

16. 股动脉是__________的延续。

17. 上腔静脉由__________和__________汇合而成。

18. 髂总静脉由________和________汇合而成。

四、名词解释

1. 血液循环　2. 心包　3. 心包腔　4. 窦房结　5. 静脉角

五、问答题

1. 试述体循环和肺循环的循环途径。

2. 在手背静脉网注射青霉素治疗大叶性肺炎时，药物需经过哪些途径到达肺部?

3. 试述腹主动脉不成对的分支及各自主要的分布范围。

4. 试述肝门静脉的组成及引流范围。

第七章　内分泌系统

一、单项选择题

1. 下列属于内分泌器官的是(　　)

A. 腮腺　　B. 精囊腺　　C. 甲状腺　　D. 前列腺

2. 下列不属于内分泌器官的是(　　)

A. 舌下腺　　B. 脑垂体　　C. 松果体　　D. 胸腺

3. 甲状腺峡部多位于(　　)

A. 第2～5气管软骨环前方　B. 第2～4气管软骨环前方

C. 第1～4气管软骨环前方　D. 第2～4胸椎前方

4. 甲状腺从形态上分部不包括(　　)

A. 右侧叶　B. 甲状腺峡　C. 左侧叶　D. 上叶

5. 甲状旁腺素的功能主要是(　　)

A. 调节钙磷代谢、维持血钙平衡

B. 降低血糖浓度

C. 调节内脏平滑肌的活动

D. 影响性行为和副性特征

二、判断题（正确的填 A，错误的填 B）

1. 内分泌腺无导管，分泌物直接进入血液或淋巴，而外分泌腺的分泌物由导管排出。(　　)

2. 内分泌系统按内分泌腺存在的形式分为两大类，即内分泌器官和内分泌组织。(　　)

3. 胰腺的胰岛细胞、睾丸的间质细胞等都属于内分泌组织。(　　)

4. 甲状腺分泌甲状腺素和甲状旁腺素，可促进机体的新陈代谢，维持机体正常生长发育。(　　)

5. 垂体有两个，呈椭圆形，根据其发生和结构可分为腺垂体和神经垂体。(　　)

三、填空题

1. 内分泌腺包括 ________、__________、胸腺、甲状旁腺、松果体和肾上腺等。

2. 垂体根据发生和结构分为________和________。

四、问答题

试述内分泌系统的组成。

第八章　感　觉　器

一、单项选择题

1. 产生房水的结构主要是(　　)

A. 泪腺 B. 结膜 C. 睫状体 D. 晶状体

2. 角膜与巩膜交界处深面的环形小管是( )

A. 虹膜角膜角 B. 眼静脉

C. 睫状突 D. 巩膜静脉窦

3. 下列不属于眼副器的是( )

A. 玻璃体 B. 结膜 C. 眼球外肌 D. 泪器

4. 下列属于眼球纤维膜的结构有( )

A. 虹膜、角膜 B. 巩膜、角膜

C. 结膜、角膜 D. 结膜、巩膜

5. 角膜内含有丰富的( )

A. 色素细胞 B. 感光细胞

C. 毛细血管 D. 感觉神经末梢

6. 下列能调节眼内压的是( )

A. 玻璃体 B. 房水 C. 晶状体 D. 巩膜

7. 下列不属于眼的屈光系统的是( )

A. 睫状体 B. 角膜 C. 玻璃体 D. 房水

8. 泪器位于( )

A. 眼眶的内下方 B. 眼眶的外下方

C. 眼眶的内上方 D. 眼眶的外上方

9. 沟通前、后房的结构是( )

A. 鼻泪管 B. 瞳孔

C. 巩膜静脉窦 D. 泪点

10. 视网膜感光最敏锐的部位在( )

A. 视网膜虹膜部 B. 视神经盘的周围

C. 中央凹 D. 视网膜睫状体部

11. 眼球内容物不包括( )

A. 视网膜 B. 眼房水 C. 玻璃体 D. 晶状体

12. 下列有关虹膜与瞳孔的描述，错误的是( )

A. 瞳孔位于虹膜的中央
B. 瞳孔大小的变化受睫状肌的控制
C. 虹膜的颜色与所含色素细胞的多少有关
D. 瞳孔能调节进入眼球内的光线
13. 下列不属于眼球中膜的结构的是( )
A. 脉络膜 B. 睫状体 C. 视网膜 D. 虹膜
14. 下列关于视神经盘的描述，错误的是( )
A. 对光线特别敏感
B. 由视网膜神经节细胞轴突汇聚而成
C. 是视神经的起始部
D. 视网膜中央血管在此穿过
15. 眼房位于( )
A. 角膜与晶状体之间 B. 角膜与玻璃体之间
C. 晶状体与视网膜之间 D. 晶状体与玻璃体之间
16. 下列关于房水循环的描述，错误的是( )
A. 房水由虹膜产生
B. 在眼前房周缘渗入巩膜静脉窦
C. 有维持眼内压作用
D. 由眼后房经瞳孔流至眼前房
17. 下列不属于眼球壁的结构是( )
A. 虹膜 B. 晶状体 C. 视网膜 D. 睫状体
18. 结膜的三部分不包括( )
A. 球结膜 B. 睑结膜 C. 角结膜 D. 结膜穹隆
19. 下列关于角膜的描述，错误的是( )
A. 无折光作用
B. 后缘接巩膜
C. 无血管，但神经末梢丰富
D. 无色透明

20. 咽鼓管属于下列哪个部分的结构( )

A. 内耳 B. 鼓室 C. 中耳 D. 外耳

21. 下列关于外耳道的描述，正确的是( )

A. 为外耳门至鼓膜之间的弯曲的管道

B. 与中耳相交通

C. 皮肤较厚且富有弹性

D. 皮下组织丰富，腺体较多

22. 下列属于听觉感受器的是( )

A. 壶腹嵴 B. 鼓膜 C. 螺旋器 D. 球囊斑

23. 骨迷路不包括( )

A. 前庭 B. 耳蜗 C. 骨半规管 D. 内耳道

24. 下列关于鼓膜的描述，错误的是( )

A. 与听小骨相连

B. 介于内耳与鼓室之间

C. 为椭圆形半透明的薄膜，形似漏斗

D. 其位置向前外倾斜

25. 借咽鼓管与鼓室相通的结构是( )

A. 内耳 B. 喉咽部 C. 鼻咽部 D. 口咽部

26. 下列关于鼓室的描述，错误的是( )

A. 内有 3 个骨半规管

B. 位于鼓膜与内耳外侧壁之间

C. 经咽鼓管通咽腔

D. 内有 3 块听小骨，由外至内为锤骨、砧骨和镫骨

二、判断题（正确的填 A，错误的填 B)

1. 视网膜在眼球血管膜的内面，其虹膜部和睫状体部有感光作用。( )

2. 眼球血管膜在眼球纤维膜的内面，含有大量的血管和色素细胞。( )

3. 虹膜的颜色，与虹膜所含色素细胞的多少有关，有明显的种族差异。(　　)

4. 强光刺激时，瞳孔放大。(　　)

5. 睫状体为虹膜后外方的环形增厚部分，作用为调节晶状体的厚度。(　　)

6. 中耳有接受声波和位觉刺激的感受器。(　　)

三、填空题

1. 眼球外膜的前 1/6 部分称__________，后 5/6 部分称__________。

2. 眼球壁由外向内依次为_____、_____和_____。

3. 眼球壁血管膜由前向后分为虹膜、________和________三部分。

4. 视网膜可分为__________、__________、__________三部。

5. 骨迷路分为______、______和______三部分。

6. 鼓室内有 3 块听小骨，即______、______、______。

四、名词解释

1. 感受器　2. 感觉器　3. 视神经盘　4. 结膜

五、问答题

1. 试述眼房的位置，房水的产生与循环途径及生理功能。

2. 试述眼球壁的层次及各层的分部。

第九章　神 经 系 统

一、单项选择题

1. 下列关于神经系统的描述，正确的是(　　)

A. 分为中枢部和脊髓部

B. 脑和脊髓称中枢神经系统

C. 中枢神经系统又称内脏神经系统

D. 脊神经和内脏神经组成周围神经系统

2. 下列关于神经系统结构的描述，不正确的是( )

A. 神经核见于中枢神经系统

B. 大脑、小脑表面的灰质，称为皮质

C. 大脑、小脑深部的白质，称为髓质

D. 神经系统均位于颅腔和椎管内

3. 出生时，脊髓下端约平( )

A. 第 2 腰椎　　B. 第 3 腰椎

C. 第 1 腰椎　　D. 第 4 腰椎

4. 下列关于脊髓内部结构的描述，不正确的是( )

A. 脊髓各段的灰质均可见到前角、后角和侧角

B. 前角内含运动神经元

C. 脊髓横切面中央部可见中央管

D. 灰质位于中央管周围，在横切面上呈“H”形

5. 下列关于薄束、楔束的描述，不正确的是( )

A. 两者均位于后索

B. 薄束在后正中沟两侧，楔束在薄束的外侧

C. 两束主要传导同侧的本体感觉和精细触觉

D. 在第 4 胸节段以下的脊髓后索中，只能看到楔束

6. 成人脊髓下端一般平对( )

A. 第 2 腰椎体下缘　　B. 第 3 腰椎体下缘

C. 第 12 胸椎体下缘　　D. 第 1 腰椎体下缘

7. 下列关于脊髓灰质的描述，错误的是( )

A. 后角主要接受后根的传入纤维

B. 围绕中央管周围

C. 由神经元胞体和轴突组成

D. 前角含躯体运动神经元

8. 腰丛的最大分支是( )

A. 股神经 B. 坐骨神经 C. 胫神经 D. 腓总神经

9. 臂丛的分支不包括( )

A. 正中神经 B. 肌皮神经 C. 膈神经 D. 桡神经

10. 臂丛由哪些脊神经前支组成( )

A. 第4～8颈神经，第1胸神经

B. 第5～7颈神经，第1胸神经

C. 第5～8颈神经，第1胸神经

D. 第5～8颈神经，第1～2胸神经

11. 全身最粗大的神经是( )

A. 坐骨神经 B. 股神经 C. 迷走神经 D. 胫神经

12. 脊髓可分为( )

A. 12节 B. 26节 C. 31节 D. 33节

13. 下列有关脊髓节段的分部，正确的是( )

A. 颈部7节 B. 胸部12节

C. 腰部4节 D. 骶部4节

14. 锥体属于脑的( )的结构

A. 延髓 B. 中脑 C. 脑桥 D. 间脑

15. 下列关于脑干的组成，正确的是( )

A. 由间脑、中脑和脑桥组成

B. 由间脑、中脑和延髓组成

C. 由丘脑、中脑和脑桥组成

D. 由中脑、脑桥和延髓组成

16. 在脑干的腹侧面，延髓与脑桥的分界标志是( )

A. 锥体交叉 B. 橄榄

C. 锥体 D. 延髓脑桥沟

17. 大脑基底核不包括( )

A. 尾状核 B. 杏仁体 C. 薄束核 D. 豆状核

18. 位于大脑外侧沟以上和中央沟之前的是( )

A. 额叶 B. 颞叶 C. 枕叶 D. 岛叶

19. 下列关于胼胝体的描述，正确的是( )

A. 属投射纤维

B. 属联络纤维

C. 是连接左右大脑半球皮质的横行神经纤维

D. 是连接大脑皮质和间脑的神经纤维

20. 脑神经中行程最长、分布最广的混合性神经是( )

A. 迷走神经 B. 副神经

C. 滑车神经 D. 展神经

21. 第Ⅴ对脑神经是( )

A. 视神经 B. 动眼神经

C. 滑车神经 D. 三叉神经

22. 第Ⅹ对脑神经是( )

A. 前庭蜗神经 B. 舌咽神经

C. 迷走神经 D. 副神经

23. 传导上肢本体感觉和精细触觉的是( )

A. 薄束 B. 楔束

C. 皮质脊髓侧束 D. 皮质脊髓前束

24. 意识性本体感觉传导路的第二级神经元胞体位于( )

A. 脊神经节 B. 小脑

C. 薄束核、楔束核 D. 大脑皮质

25. 脑和脊髓的表面包有3层被膜，由外向内依次为( )

A. 软膜、硬膜、蛛网膜 B. 硬膜、软膜、蛛网膜

C. 硬膜、蛛网膜、软膜 D. 软膜、蛛网膜、硬膜

26. 前交通动脉连接( )

A. 颈内动脉与大脑前动脉 B. 颈内动脉与大脑中动脉

C. 左、右大脑中动脉 D. 左、右大脑前动脉

27. 下列有关椎动脉的描述，不正确的是( )

A. 起自于颈内动脉
B. 向上穿第 6 至第 1 颈椎的横突孔
C. 经枕骨大孔进入颅腔
D. 左、右椎动脉合成基底动脉

28. 不参与大脑动脉环组成的是( )
A. 大脑前动脉 B. 大脑中动脉
C. 大脑后动脉 D. 颈内动脉

29. 营养脑的血管是( )
A. 椎动脉和颈内动脉 B. 颈内动脉和颈外动脉
C. 椎动脉和颈外动脉 D. 锁骨下动脉和椎动脉

30. 硬膜外隙位于( )
A. 硬脊膜与软脊膜之间
B. 硬脊膜与蛛网膜之间
C. 硬脊膜与椎管内面骨膜之间
D. 软脊膜与蛛网膜之间

二、判断题（正确的填 A，错误的填 B）

1. 周围神经系统包括与脑相连的 12 对脑神经和与脊髓相连的 31 对脊神经。( )

2. 脊髓呈前后稍扁的圆柱形，外包被膜。( )

3. 脊髓由灰质和白质构成，白质在内部，灰质在周围。( )

4. 脊髓灰质从胸 1 至腰 3 节段，中间带向外侧突出的部分称为侧角。( )

5. 薄束和楔束均位于后索，薄束在楔束的外侧，仅见于胸 4 节段以上。( )

6. 脊髓下行纤维束主要是皮质脊髓束，包括皮质脊髓侧束和皮质脊髓前束。( )

7. 脊神经是混合神经。( )

8. 脑脊液有保护脑和脊髓免受外力振荡的作用，并维持颅内压。(　　)

9. 脑干位于颅后窝内，平枕骨大孔处与脊髓相续，上接大脑。(　　)

10. 脊髓的外面包有3层被膜，由外向内依次为硬脊膜、软脊膜和脊髓蛛网膜。(　　)

11. 硬脊膜的上端附着于枕骨大孔周缘，末端附于尾骨。(　　)

12. 小脑位于颅后窝内，在大脑半球枕叶的下方，脑桥与延髓的前方。(　　)

13. 脑脊液自脉络丛产生。(　　)

14. 脑神经主要分布于头面部，但迷走神经还分布到胸腹腔的脏器。(　　)

15. 迷走神经是混合性神经。(　　)

三、填空题

1. 脊髓位于________内，其上端在________处与延髓相连。

2. 脊髓全长有两处膨大，即________和________。

3. 脊髓前后外侧沟之间的白质称为________。

4. 脊髓的功能主要是________和________。

5. 神经系统按部位和功能可分为______和______；按支配对象可分为______和________。

6. 脊神经前支形成的四大神经丛是____、____、____、____。

7. 脑干自下而上包括____、____和____三部分。

8. 中脑的背侧有两对圆形隆起，上方的一对称________，下方的一对称________。

9. 脑干的神经核根据是否和脑神经直接相连，分为______

____和__________。

10. 脑可分为______、____、____、_____、____、____六部分。

11. 大脑半球以____、____和____为界，将大脑半球分为五叶。

12. 小脑在外形上可分中间的________和两侧的________。

13. 大脑白质的神经纤维可分为三类，即______、______、______。

四、名词解释

1. 神经核　2. 灰质　3. 白质　4. 中枢神经系统　5. 神经节　6. 神经　7. 传导束　8. 脊髓圆锥　9. 脊髓节段　10. 前角　11. 后角　12. 外侧索　13. 小脑扁桃体

五、问答题

1. 试述神经系统的区分。
2. 试述脊髓的外形。
3. 试述脊髓的内部结构。
4. 试述脊神经纤维成分及分布。
5. 试述大脑半球的分叶。
6. 依次写出12对脑神经的序数及名称。
7. 大脑动脉环由哪些动脉形成？有何功能意义？

第二编　组织胚胎学

第一章　细　　胞

一、单项选择题

1. 下列关于细胞膜的描述，正确的是(　)

A. 由类脂单分子层构成

B. 由类脂双分子层构成

C. 由类脂三分子层构成
D. 由类脂双分子层与蛋白质构成
2. 下列关于细胞膜的描述，错误的是(　)
A. 细胞膜都是单位膜
B. 细胞膜均呈 3 层结构
C. 细胞膜内、外层为电子透明层
D. 细胞膜全层厚 7 ~ 8 nm
3. 合成分泌性蛋白质旺盛的细胞中常含有(　)
A. 发达的高尔基复合体和线粒体
B. 发达的高尔基复合体和溶酶体
C. 丰富的滑面内质网和核糖体
D. 发达的高尔基复合体和丰富的粗面内质网
4. 下列结构不属于细胞器的是(　)
A. 溶酶体　　B. 分泌颗粒
C. 高尔基复合体　　D. 线粒体
5. 下列关于核糖体的描述，错误的是(　)
A. 核糖体的功能是合成蛋白质
B. 游离核糖体合成的蛋白质主要供自身使用
C. 附着核糖体合成的蛋白质主要分泌到细胞外
D. 核糖体是双层单位膜围成的细胞器
6. 下列关于内质网的描述，错误的是(　)
A. 内质网膜是单位膜
B. 粗面内质网上附着有核糖体
C. 内质网是细胞内的供能站
D. 滑面内质网参与类固醇激素合成
7. 下列关于溶酶体的描述，错误的是(　)
A. 溶酶体是细胞内的消化器
B. 残余体不是由溶酶体变化形成的

C. 溶酶体膜是单位膜

D. 溶酶体内含丰富的酸性水解酶

8. 下列关于线粒体的描述，错误的是(　)

A. 线粒体由一层单位膜围成

B. 线粒体是细胞的供能站

C. 线粒体有自我复制功能

D. 代谢旺盛耗能多的细胞线粒体多

9. 下列结构中含大量酸性水解酶的是(　)

A. 内质网　　B. 线粒体

C. 溶酶体　　D. 高尔基复合体

10. 细胞内滑面内质网丰富表明(　)

A. 细胞合成蛋白质功能旺盛

B. 细胞合成 DNA 功能旺盛

C. 细胞合成类固醇功能旺盛

D. 细胞分泌蛋白质多

11. 细胞核的结构不包括(　)

A. 中心体　　B. 核仁

C. 核膜　　D. 染色质与染色体

12. 男性体细胞正常染色体的数目为(　)

A. 92，XY　　B. 44，XY

C. 44，YY　　D. 46，XY

二、判断题（正确的填 A，错误的填 B）

1. 内质网膜是单位膜。(　)

2. 游离核糖体合成的蛋白质主要分泌到细胞外。(　)

3. 线粒体是细胞的消化器。(　)

4. 在合成输出蛋白质旺盛的细胞中，常含有丰富的粗面内质网。(　)

5. 染色体是人遗传物质的载体。(　)

三、填空题

1. 细胞是人体__________和________的基本单位。

2. 细胞的基本结构包括________、________和________三部分。

3. 细胞膜是由________双分子层和镶嵌在其中的____________构成的。

4. ____________是指存在于细胞质中，具有一定形态结构并执行一定生理功能的结构。

5. 核糖体以__________和________两种形式存在。

6. 内质网可根据其表面有无________分成__________和________两种。________的主要功能是合成蛋白质。

7. 线粒体由双层______________围成，能为细胞活动提供____________。

8. 溶酶体是细胞的____________，内含多种__________。

9. 细胞核由________、________、________和________四部分组成。遗传物质的载体是____________和__________。

10. 染色质的主要化学成分是________和__________两种。

四、名词解释

1. 生物膜 2. 液态镶嵌模型 3. 染色质

第二章 基本组织

上皮组织

一、单项选择题

1. 下列不是基本组织的结构是( )

A. 上皮 B. 肌肉 C. 结缔组织 D. 神经组织

2. 下列关于上皮组织的描述，正确的是( )

A. 细胞少、细胞间质多 B. 细胞分布无极性

C. 无神经末梢　　D. 有毛细血管

3. 下列为复层上皮的是(　　)

A. 食管黏膜上皮　　B. 气管黏膜上皮

C. 胃黏膜上皮　　D. 肾小管的上皮

4. 下列关于单层扁平上皮的描述，正确的是(　　)

A. 分布在皮肤表面

B. 只分布在血管的腔面

C. 淋巴管的腔面是单层扁平上皮

D. 单层扁平上皮又称为内皮

5. 下列关于单层柱状上皮的描述，错误的是(　　)

A. 胃黏膜表面是单层柱状上皮

B. 小肠黏膜表面是单层柱状上皮

C. 细胞核呈圆形，位于细胞中央

D. 细胞游离面有微绒毛

6. 下列关于假复层纤毛柱状上皮的描述，错误的是(　　)

A. 构成该上皮的细胞主要是柱状细胞

B. 所有细胞底部均达基膜

C. 所有细胞顶部都有纤毛

D. 有柱状细胞及杯状细胞

7. 下列关于复层扁平上皮的描述，错误的是(　　)

A. 由多层细胞组成　　B. 表层细胞呈扁平形

C. 中间层细胞呈多边形　　D. 基底层细胞呈高柱状

8. 上皮细胞侧面不存在下列哪种细胞连接(　　)

A. 桥粒　　B. 紧密连接　　C. 中间连接　　D. 半桥粒

9. 上皮细胞基底面没有(　　)

A. 质膜内褶　　B. 半桥粒　　C. 紧密连接　　D. 基膜

二、判断题（正确的填 A，错误的填 B）

1. 复层扁平上皮和变移上皮的细胞层次与形态都随器官机

能状态不同而变化。(　　)

2. 复层扁平上皮的全层都为扁平细胞。(　　)

3. 微绒毛与纤毛的粗细、长度虽然不同，但都是消化管黏膜上皮细胞的特殊结构。(　　)

4. 凡有分泌功能的上皮，都称为腺上皮。(　　)

5. 细胞连接并不是上皮细胞间所特有的。(　　)

6. 分布于气管内表面的上皮属于间皮。(　　)

7. 上皮组织一般无血管和神经。(　　)

8. 外分泌腺有导管，实质由腺泡和导管组成。(　　)

三、填空题

1. 上皮由排列紧密的________和少量的________构成。

2. 依据形态和功能的不同，上皮可分为______、______。

3. 上皮组织中细胞呈极性分布，细胞朝向腔面或体表的一面，称________面；细胞朝向基膜的一面，称________面。

4. 小肠的内表面为__________上皮，外表面为__________上皮。

5. 血管的内表面为__________上皮，外表面为__________上皮。

6. 分布在肾小管腔面的上皮是__________上皮，分布在膀胱内表面的上皮为__________上皮。

7. 以分泌机能为主的上皮称__________上皮，以该上皮为主要成分构成的器官称______。

8. 分泌物经导管被输送到体表和器官的腔内的腺称__________，而分泌物直接入血或淋巴的腺称__________。

9. 上皮细胞游离面有__________和__________两种特殊结构，其中______增加细胞的表面积，__________可摆动。

10. 增加细胞基底部表面积的结构是________，位于上皮与结缔组织之间的结构是________。

四、名词解释

1. 组织 2. 内皮 3. 间皮 4. 腺上皮 5. 微绒毛

五、问答题

1. 被覆上皮的共同特征有哪些？根据上皮细胞的形态与层次，被覆上皮分哪几种？

2. 何谓腺上皮？何谓腺？根据分泌物的排出方式不同，腺分几种？

结缔组织

一、单项选择题

1. 下列属于固有结缔组织的是(　　)

A. 血液　B. 软骨　C. 骨　D. 脂肪

2. 下列关于疏松结缔组织的描述，错误的是(　　)

A. 含丰富的神经和血管　B. 细胞数量少，但种类多

C. 细胞间质少　D. 该组织在人体分布最广泛

3. 下列不属结缔组织间质的纤维的是(　　)

A. 胶原纤维　B. 神经原纤维

C. 网状纤维　D. 弹性纤维

4. 构成结缔组织基质中分子筛的成分是(　　)

A. 组织液　B. 蛋白多糖

C. 胶原纤维　D. 网状纤维

5. 成纤维细胞的特点不包括(　　)

A. 细胞呈多突扁平状

B. 细胞核大、卵圆形，核仁清晰

C. 与胶原纤维产生有关

D. 细胞静止时称纤维细胞

6. 下列关于巨噬细胞的描述，错误的是(　　)

A. 细胞形态多样，表面有粗短伪足

B. 吞噬能力强

C. 细胞质丰富，多为嗜酸性

D. 参与特异性免疫

7. 下列关于浆细胞的描述，错误的是(　　)

A. 核多呈车轮状

B. 细胞核圆，常偏于细胞一侧

C. 胞质中含大量滑面内质网

D. 可产生抗体，参与机体体液免疫

8. 下列关于肥大细胞的描述，错误的是(　　)

A. 细胞体积大、呈圆形或卵圆形

B. 细胞核大、核仁清晰

C. 胞质中充满粗大的异染颗粒

D. 该细胞能参与免疫应答过程

二、判断题（正确的填A，错误的填B）

1. 电镜观察，可见胶原纤维上有横纹。(　　)

2. 过敏反应与肥大细胞有关，与嗜碱性粒细胞无关。(　　)

3. 浆细胞来源于血液中的B淋巴细胞。(　　)

三、填空题

1. 结缔组织由________和________构成。

2. 广义的结缔组织可分为________、________、________和________四种。

3. 固有结缔组织可分为________、________、________和________四种，其中________分布最为广泛。

4. 疏松结缔组织中最常见的细胞是________，它能合成________和________。

5. 巨噬细胞来源于血液中的________细胞。

6. 疏松结缔组织中能产生并释放肝素、组织胺等化学物质的细胞是______，能合成并分泌抗体的细胞是______，其来源于血液中的________细胞。

7. 结缔组织中有________、________和________三种纤维。

四、问答题

试述疏松结缔组织的一般特点。

血 液

一、单项选择题

1. 下列关于成熟红细胞的描述，错误的是(　)

A. 细胞直径为 7 ～ 8 μm

B. 呈双凹圆盘状

C. 细胞内有丰富的粗面内质网

D. 细胞内无细胞核

2. 区分有粒和无粒白细胞的主要依据是(　)

A. 细胞大小不同

B. 细胞核有无分叶

C. 细胞质内有无特殊颗粒

D. 细胞质内有无嗜天青颗粒

3. 下列有关中性粒细胞的描述，正确的是(　)

A. 是白细胞中最少的一种细胞

B. 细胞核呈圆形

C. 胞质内含大量的嗜天青颗粒

D. 能做变形运动，具有很强的吞噬能力

4. 下列关于嗜酸性粒细胞的描述，错误的是(　)

A. 胞体呈球形

B. 核多为两叶，呈八字形

C. 胞质充满嗜酸性颗粒

D. 过敏性疾病、寄生虫感染时，嗜酸性粒细胞减少

5. 下列关于嗜碱性粒细胞的描述，正确的是(　　)
A. 血液中数量多于嗜酸性粒细胞
B. 细胞呈椭圆形
C. 细胞核不分叶
D. 胞质内充满嗜碱性颗粒
6. 下列不是单核细胞的特点的是(　　)
A. 是血液中体积最大的细胞
B. 占白细胞总数的20%～30%
C. 细胞核多呈卵圆形、肾形或马蹄形
D. 进入结缔组织则成熟为巨噬细胞
7. 下列不是淋巴细胞的特点的是(　　)
A. 为白细胞总数的50%～70%
B. 根据形态可分为大、中、小三种淋巴细胞
C. 根据功能可分为T细胞、B细胞、K细胞和NK细胞等
D. 淋巴细胞的胞核大、胞质少
8. 下列关于血小板的描述，错误的是(　　)
A. 由巨核细胞胞质脱落而成
B. 表面胞膜完整，无细胞核，有细胞器
C. 呈凹双圆盘状
D. 有止血与凝血功能
9. 下列关于血发生的描述，错误的是(　　)
A. 红骨髓是体内主要的造血组织
B. 所有血细胞均来源于骨髓多能干细胞
C. 血细胞发生均经历原始、幼稚及成熟三个阶段
D. 多能干细胞在血液中分化成各种成熟血细胞

二、判断题（正确的填A，错误的填B）

1. 根据白细胞的胞质有无颗粒，可将白细胞分为有粒细胞和无粒细胞两大类。(　　)

2. 成熟的红细胞不仅没有细胞核，而且细胞器也少。(　　)

3. 嗜碱性粒细胞嗜碱性颗粒内含组胺和肝素。(　　)

4. 嗜酸性粒细胞参与过敏反应的发生。(　　)

三、填空题

1. 血液是一种流动的结缔组织，由________和________组成。

2. 血浆与血清的主要区别在于血清中无________。

3. 成熟红细胞呈________状，无________，无________，胞质中充满________。正常情况下红细胞具有运输________和________的功能。

4. 根据细胞质中有无特殊颗粒，白细胞可分为________和________两种。

5. 有粒白细胞根据特殊颗粒染色特点可分为________、________和________三种。

6. 淋巴细胞可参与特异免疫，其中T淋巴细胞参与________免疫，B淋巴细胞参与________免疫。

7. 单核细胞是血液中体积最________、吞噬能力最________的细胞，单核细胞穿过血管壁可在组织中形成________细胞。

8. 嗜碱性粒细胞是血液中数量最________的细胞，胞质充满大小不一、分布不匀的________。

9. 中性粒细胞是血液中数量最________的细胞，中性粒细胞的核呈杆状或分叶状，血涂片检查时，杆状核白细胞增多，称________，4～5叶核的细胞增多，称________。

10. 中性粒细胞的胞质中含两种颗粒，一种是________颗粒，另一种是________颗粒。

四、问答题

试述红细胞的形态结构特点及其功能。

肌 组 织

一、单项选择题

1. 下列关于骨骼肌纤维的描述，正确的是( )
A. 有一个细胞核，位于细胞中央
B. 有多个细胞核，位于肌膜下
C. 肌纤维间有大量疏松结缔组织
D. 肌纤维表面无横纹
2. 肌节是( )
A. 相邻两 Z 线间的肌纤维
B. 相邻两 M 线间的肌原纤维
C. A 带内的肌原纤维
D. 相邻两 Z 线间的一段肌原纤维
3. 肌节由( )
A. I 带组成
B. I 带 +I 带组成
C. 1/2 I 带 +A 带 +1/2 I 带组成
D. 1/2 A 带 +I 带 +1/2 A 带组成
4. 肌纤维的横小管( )
A. 由滑面内质网形成
B. 由肌膜向细胞质内凹陷形成
C. 由粗面内质网形成
D. 内充满细胞质
5. 肌纤维内的终池由( )
A. 粗面内质网形成　　B. 纵小管吻合形成
C. 横小管吻合形成　　D. 细胞膜向胞质凹陷形成
6. 骨骼肌纤维的三联体是( )
A. 由一横小管与一终池靠拢形成

B. 由两纵小管夹一终池形成
C. 由横小管夹一终池形成
D. 由两终池夹一横小管形成
7. 使心肌产生同步收缩的形态基础是( )
A. 桥粒　　B. 缝隙连接
C. 紧密连接　　D. 中间连接
8. 下列属于随意肌的是( )
A. 骨骼肌、心肌　　B. 心肌
C. 平滑肌　　D. 骨骼肌

二、判断题（正确的填A，错误的填B）

1. 肌质网是肌细胞内的滑面内质网。( )
2. 肌膜表面有许多横小管的开口。( )
3. 肌节是指1个明带加1个暗带的长度。( )
4. 三联体存在于骨骼肌和心肌。( )
5. 骨骼肌细胞间也有闰盘。( )

三、填空题

1. 肌组织根据结构与功能可分为______、______和______三种；其中横纹肌为______和______，______和______为不随意肌。

2. 两相邻Z线之间的一段________称肌节，它包括1/2个________带，1个完整的______带和1/2________带。

3. 横小管是________向肌纤维内凹陷而形成的小管，它与________相垂直，其功能是将肌膜的________传向细胞内部。

4. 纵小管在近横小管处彼此吻合形成________，且与横小管共同形成________。

5. 心肌纤维呈________状，有________，细胞核位于肌纤维的________。

6. 心肌纤维在相互连接处形成的特殊结构为________。

四、名词解释

1. 肌纤维 2. 肌节 3. 闰盘 4. 三联体

神经组织

一、单项选择题

1. 下列关于神经元的描述，正确的是( )
A. 细胞均呈星状多突形
B. 细胞突起可分为树突和轴突
C. 胞质内有发达的滑面内质网
D. 核大，核仁不清晰
2. 下列关于神经元突起的描述，错误的是( )
A. 可分为树突和轴突
B. 每个神经细胞都有多个树突
C. 树突多分支，内含尼氏体
D. 轴突少分支，不含尼氏体
3. 合成酶、神经递质的结构是( )
A. 神经原纤维　　B. 尼氏体
C. 线粒体　　D. 溶酶体
4. 下列关于神经纤维的描述，错误的是( )
A. 由轴索和外包的神经胶质细胞构成
B. 分有髓神经纤维和无髓神经纤维两种
C. 有髓神经纤维无郎飞结
D. 无髓神经纤维的传导速度慢
5. 下列关于尼氏体分布的描述，最准确的是( )
A. 胞体和轴突内　　B. 胞体和树突内
C. 胞体内　　D. 突起内
6. 下列关于神经末梢的描述，错误的是( )
A. 神经末梢是神经纤维的终末

B. 神经末梢有感受器和效应器两种
C. 骨骼肌内只有效应器
D. 骨骼肌内既有效应器，又有感受器
7. 下列关于感觉神经末梢的描述，错误的是(　　)
A. 是感觉神经元周围突的终末
B. 仅分布在表皮内
C. 分游离和被囊神经末梢两种
D. 能感受体内、外各种刺激
8. 下列关于效应器功能的描述，最正确的是(　　)
A. 支配骨骼肌的运动　　B. 支配平滑肌的运动
C. 支配腺体的分泌　　D. 以上都是
9. 下列关于突触的描述，错误的是(　　)
A. 是两种神经元之间，或神经元与效应细胞之间特化的细胞连接
B. 可分为电突触与化学性突触两种
C. 电镜下可分为突触前膜、突触间隙与突触后膜三部分
D. 突触前膜上有特异性受体
10. 下列关于化学性突触的描述，错误的是(　　)
A. 是最常见的一种突触
B. 电镜下可见突触前膜、突触间隙和突触后膜三部分
C. 突触前膜与突触后膜之间紧密相连
D. 突触后膜上有特异性受体
11. 形成中枢神经系统有髓神经纤维髓鞘的细胞是(　　)
A. 星形胶质细胞　　B. 小胶质细胞
C. 神经膜细胞　　D. 少突胶质细胞
12. 形成周围神经系统有髓神经纤维髓鞘的细胞是(　　)
A. 神经膜细胞　　B. 星形胶质细胞
C. 小胶质细胞　　D. 少突胶质细胞

13. 按功能不同，神经元可分为(　　)
A. 运动神经元和感觉神经元
B. 胆碱能神经元和运动神经元
C. 感觉神经元和胆碱能神经元
D. 中间神经元、运动神经元和感觉神经元

二、判断题（正确的填 A，错误的填 B）

1. 神经元形态多样，突起多少不一，也有无突起的。(　　)
2. 轴突可以合成蛋白质，因为其内有核糖体。(　　)
3. 神经元胞体的重要特征是有尼氏体和神经原纤维。(　　)
4. 突触是神经细胞间或神经元与效应器细胞间的细胞连接。(　　)
5. 神经纤维由轴突与包在外表的神经胶质细胞构成。(　　)
6. 神经纤维的主要功能是传导冲动。(　　)
7. 电镜下，尼氏体由粗面内质网和游离核糖体组成。(　　)
8. 运动终板的结构属缝隙连接。(　　)

三、填空题

1. 神经元一般都由______和______两部分构成。
2. 神经元胞质中嗜碱性的块状结构称______，该结构由______和______构成，它具有合成______的功能。
3. 神经元胞质中被硝酸银染成棕黑色，且交织成网的结构称______，该结构具有______和______的功能。
4. 神经元胞体的组织特征结构是______和______。
5. 神经纤维由______和包在它外面的______细胞或______细胞构成。

6. 包绕一条神经的结缔组织称______，包绕神经纤维束的结缔组织膜称______，包绕神经纤维的结缔组织膜称______。

7. 神经末梢按功能可分为______和______两大类。

8. 化学性突触由______、______和______三部分构成。

9. 突触______以胞吐的方式释放______，突触______上有特异性受体与之结合。

10. 按照神经元的功能不同，我们把脊神经节内的神经元称______，脊髓前角的神经元称______，介于两者之间的神经元称______。

11. 按突起数目分类，神经元可分为______、______和______。

四、名词解释

1. 神经元　2. 尼氏小体　3. 突触

第三章　循环系统

一、单项选择题

1. 下列关于心脏的描述，错误的是(　)
   A. 心脏壁很厚，主要由心肌构成
   B. 心房肌和心室肌同步收缩
   C. 房室孔和动脉口具有心瓣膜
   D. 内表面覆以内皮便于血液流动

2. 心脏壁的分层是(　)
   A. 心内膜、心肌膜、心外膜
   B. 心内膜、心肌膜、心包膜
   C. 内皮、内皮下层、心内膜下层
   D. 内皮、内皮下层、内弹性膜

3. 下列关于动脉的描述，正确的是(　)
   A. 典型的动脉壁有 4 层结构

B. 中动脉能调配大多数器官血流量
C. 中动脉又称弹性动脉
D. 大动脉内弹性膜明显

4. 中动脉与调节血流量有关的主要结构特点是( )
A. 内弹性膜发达 B. 中膜弹性纤维多
C. 外弹性膜明显 D. 中膜平滑肌发达

5. 下列关于中动脉的描述，正确的是( )
A. 外膜较厚 B. 中膜主要由环行平滑肌构成
C. 无胶原纤维 D. 有明显内、外弹性膜

6. 心血管系统各段管壁的共有成分是( )
A. 内皮 B. 内弹性膜
C. 外弹性膜 D. 平滑肌

7. 下列关于大动脉的描述，正确的是( )
A. 中膜内富含弹性膜 B. 内弹性膜明显
C. 属于肌性动脉 D. 中膜内无胶原纤维

8. 下列属于肌性动脉的是( )
A. 肺动脉 B. 左颈总动脉
C. 锁骨下动脉 D. 肝动脉

9. 有“第二心脏”之称的是( )
A. 大动脉 B. 中动脉 C. 小动脉 D. 毛细血管

10. 在分配各器官血流量中起重要作用的是( )
A. 大动脉 B. 中动脉 C. 小动脉 D. 毛细血管

11. 与周围组织进行物质交换的主要是( )
A. 大动脉 B. 中动脉
C. 小动脉、微动脉 D. 毛细血管

12. 下列关于连续毛细血管的描述，正确的是( )
A. 胞质有许多吞饮小泡 B. 细胞间隙大
C. 内皮基部无连续基膜 D. 细胞间隙无紧密连接

13. 有孔毛细血管分布于( )

A. 肌组织 B. 肝 C. 胃肠黏膜 D. 肺

14. 下列管径最大的是( )

A. 连续毛细血管 B. 有孔毛细血管

C. 血窦 D. 一样大

15. 下列关于静脉的描述，错误的是( )

A. 管壁结构变异较大，3 层界限不如动脉明显

B. 平滑肌和弹性组织不如动脉丰富

C. 静脉血回流的动力主要靠静脉内的压力差

D. 静脉瓣游离缘逆向血流方向，防止血液倒流

二、判断题（正确的填 A，错误的填 B）

1. 大动脉的弹性大主要与外膜结构有关。( )

2. 冠状动脉属于心脏的特殊传导系统。( )

3. 血窦存在于肝、脾、骨髓等处。( )

4. 微循环的基本结构中不包括动静脉吻合支。( )

5. 静脉瓣在小静脉中多见，尤其是四肢的小静脉。( )

三、填空题

1. 心脏的特殊传导系统包括______结、______结、房室束及其分支。

2. 动脉管壁主要由______、______和______3 层构成。

3. 大动脉和中动脉相比较，大动脉中膜______多，而中动脉中膜______多。

4. 与动脉相比，静脉的特殊结构是______，并以______静脉多见。

5. 根据内皮细胞的结构差异，毛细血管可分为________、______和______三类。

四、名词解释

1. 心脏传导系统 2. 微循环

第四章 呼 吸 系 统

一、单项选择题

1. 气管壁的3层结构是(　　)

A. 黏膜、黏膜肌层、浆膜　B. 黏膜、肌层、浆膜
C. 黏膜、肌层、外膜　D. 黏膜、黏膜下层、外膜

2. 肺的导气部起于支气管，止于(　　)

A. 小支气管　B. 细支气管
C. 终末细支气管　D. 呼吸性细支气管

3. 平滑肌在(　　)中最少

A. 呼吸性细支气管　B. 肺泡管
C. 终末细支气管　D. 小支气管

4. 下列关于肺泡的描述，错误的是(　　)

A. 肺泡表面大部分衬以Ⅱ型肺泡细胞
B. 是肺的呼吸单位和气体交换的场所
C. 肺泡腔内可有巨噬细胞
D. Ⅱ型肺泡细胞可分泌表面活性物质

5. 肺内参与血气屏障的细胞是(　　)

A. Ⅰ型肺泡细胞　B. 柱状细胞
C. 肺巨噬细胞　D. 杯状细胞

6. 关于气管黏膜上皮，正确的是(　　)

A. 表面有绒毛　B. 表面有纤毛
C. 表面有鞭毛　D. 表面有微绒毛

二、判断题（正确的填A，错误的填B）

1. 气管上皮游离面有微绒毛，可清除进入气管的尘埃等异物。(　　)

2. 气管壁中有“O”型软骨。(　　)

3. 肺的实质都是呼吸部。(　　)

4. Ⅰ型肺泡细胞主要参与气体交换，Ⅱ型肺泡细胞主要分泌表面活性物质。(　　)

5. 肺泡巨噬细胞吞噬粉尘后称尘细胞。(　　)

三、填空题

1. 气管壁由内向外依次为______、______和______。

2. 根据结构与功能，肺的实质可分为______和______。

3. 肺泡上皮由__________和__________构成。

四、名词解释

血气屏障

第五章　消化系统

一、单项选择题

1. 下列不属于消化管的4层基本结构的是(　　)

A. 黏膜　　B. 黏膜下层

C. 固有层　　D. 外膜

2. 下列不属于胃底腺的细胞是(　　)

A. 主细胞　　B. 壁细胞

C. 杯状细胞　　D. 内分泌细胞

3. 主细胞分泌的是(　　)

A. 胃蛋白酶　　B. 胃蛋白酶原

C. 内因子　　D. 盐酸

4. 壁细胞分泌的是(　　)

A. 胃蛋白酶　　B. 胃蛋白酶原

C. 内因子　　D. 胆盐

5. 下列关于小肠绒毛的描述，正确的是(　　)

A. 单层柱状上皮细胞游离面的突起

B. 上皮和固有层向小肠腔突起而成

C. 黏膜向小肠腔突起而成

D. 黏膜、黏膜下层向小肠腔突起而成

6. 下列关于肝门管区内的结构的描述，正确的是(　　)

A. 胆小管　　B. 肝固有动脉

C. 门静脉　　D. 小叶间胆管

7. 枯否细胞是(　　)

A. 肝巨噬细胞　　B. 肝细胞

C. 肝淋巴细胞　　D. 肝血窦内皮细胞

8. 下列不属于胰岛内分泌的是(　　)

A. 胰岛素　　B. 胰高血糖素

C. 生长抑素　　D. 胰蛋白酶

9. 肝的基本结构和功能单位是(　　)

A. 肝板　　B. 肝小叶　　C. 肝细胞　　D. 肝血窦

10. 分泌胰岛素的细胞是(　　)

A. A 细胞　　B. B 细胞　　C. PP 细胞　　D. D 细胞

二、判断题（正确的填 A，错误的填 B）

1. 胃的主细胞分泌的胃蛋白酶参与对蛋白质的消化。(　　)

2. 壁细胞分泌的内因子与维生素 B_6 的吸收密切相关。(　　)

3. 胰是人体最大的消化腺，其分泌的胰液也是最重要的消化液。(　　)

4. 胆汁排放不畅可形成黄疸。(　　)

5. 胰岛中最多的内分泌细胞是 B 细胞。(　　)

三、填空题

1. 消化管的基本结构包括________、________、________和______ 4 层。

2. 与消化管各段的功能相适应，______是消化管各段结构差异最大和功能最重要的部分。

3. 消化管两端为______上皮，其余部分为______上皮。

4. 由于小肠有皱襞、______和______的结构，使小肠吸收面积扩大了600倍左右。

5. 门管区中含三种主要的管道分支，即______、______和______。

四、名词解释

1. 胰岛 2. 肝小叶 3. 门管区

第六章 泌尿系统

一、单项选择题

1. 下列不属于肾小管的是(　　)

A. 近端小管　　B. 远端小管

C. 髓袢　　D. 集合小管

2. 下列关于肾小体的描述，错误的是(　　)

A. 由血管球和肾小囊组成

B. 出球微动脉比入球微动脉细

C. 血管球的毛细血管为连续型

D. 肾小囊的脏层由足细胞构成

3. 下列不属于肾小球滤过膜的结构的是(　　)

A. 毛细血管内皮　　B. 毛细血管基膜

C. 足细胞裂孔膜　　D. 足细胞基膜

4. 滤过膜滤过的液体称为(　　)

A. 原尿　　B. 终尿

C. 滤液　　D. 尿液

5. 下列关于血管球基膜的描述，错误的是(　　)

A. 为滤过膜的一部分　　B. 表面带正电荷

C. 有机械屏障作用　　D. 球蛋白不可以自由通过

6. 滤液重吸收的主要场所是(　　)

A. 肾小体　　B. 近端小管

C. 远端小管　　D. 集合管

7. 球旁细胞的功能是(　　)

A. 感受血液中 Na^+ 浓度的变化

B. 合成抗利尿激素

C. 分泌肾素

D. 分泌醛固酮

8. 下列关于致密斑的描述，错误的是(　　)

A. 是一种离子感受器　　B. 属于近曲小管管壁细胞

C. 与球旁细胞有联系　　D. 能影响肾素的分泌

二、判断题（正确的填 A，错误的填 B）

1. 髓旁肾单位约占肾单位的 85%，主要与尿液生成有关。(　　)

2. 滤过膜受损有血细胞滤出称蛋白尿。(　　)

3. 集合小管参与水分的重吸收，但不属于肾单位。(　　)

4. 球旁复合体的球旁细胞主要分泌促红细胞生成素。(　　)

5. 致密斑能感受小管液中 Na^+ 浓度的变化。(　　)

三、填空题

1. 肾单位由______和______两部分构成。

2. 肾小球滤过膜由________、________和________ 3 层构成。

3. 球旁复合体由________、________和________组成。

四、名词解释

1. 肾单位　2. 滤过屏障

第七章 生 殖 系 统

一、单项选择题

1. 产生精子和分泌雄激素的器官是(　　)
A. 附睾　　B. 睾丸　　C. 前列腺　　D. 输精管

2. 下列有关精子发生的描述，错误的是(　　)
A. 初级精母细胞由精原细胞转变而来
B. A 型精原细胞是干细胞
C. 次级精母细胞分裂产生精子细胞
D. 精子细胞就是精子

3. 分泌雄激素的细胞是(　　)
A. 支持细胞　　B. 肌样细胞
C. 间质细胞　　D. 精子细胞

4. 下列哪项不是支持细胞的功能(　　)
A. 支持、营养功能　　B. 吞噬功能
C. 构成血睾屏障　　D. 分泌雄激素

5. 与精子发生和形态成熟有关系的是(　　)
A. 支持细胞　　B. 间质细胞　　C. 二者都是　　D. 二者都不是

6. 下列关于卵泡发育的描述，错误的是(　　)
A. 卵泡的退化见于卵泡发育的各个时期
B. 每 28 天通常只有一个卵泡成熟并排卵
C. 自青春期起，所有的原始卵泡同时生长发育
D. 经历原始卵泡、初级卵泡、次级卵泡和成熟卵泡 4 个时期

7. 下列关于原始卵泡的描述，正确的是(　　)
A. 有一个卵泡细胞
B. 有数个初级卵母细胞
C. 各级卵泡中，原始卵泡数量较少
D. 由初级卵母细胞和单层扁平的卵泡细胞组成

8. 黄体不分泌(　　)

A. 催产素　　B. 孕激素

C. 雌激素　　D. 雌激素和孕激素

9. 当子宫内膜处于增生期时，卵巢内发生的生理变化是(　　)

A. 排卵　　B. 黄体发育

C. 卵泡发育　　D. 原始卵泡形成

10. 月经周期的第 14 天左右，卵巢发生的重要变化是(　　)

A. 排卵　　B. 黄体发育

C. 白体形成　　D. 卵泡发育

二、判断题（正确的填 A，错误的填 B）

1. 生精细胞不但形成精子，而且可以分泌雄激素。(　　)

2. 精子细胞形成精子时，精子并未完全成熟。(　　)

3. 生长卵泡可分为初级卵泡、次级卵泡和成熟卵泡。(　　)

4. 黄体期即为排卵期。(　　)

5. 月经期的形成是由于体内雌激素显著增高。(　　)

三、填空题

1. 生精小管上皮由______和______两种细胞组成。

2. 生精细胞的主要功能是形成______，间质细胞的主要功能是分泌______。

3. 青春期后的卵泡发育可分为______、______和______3 个阶段。

4. 排卵后卵巢中可形成分泌激素的______，若未受孕，则其又退化而形成______。

5. 月经周期中，排卵之后的阶段称为________，又称为______。

四、名词解释

月经周期

第三编　人体生理学

绪　　论

一、单项选择题

1. 人体生理学的任务是阐明人体(　)

A. 细胞的生命现象

B. 器官的功能活动

C. 人与环境的相互关系

D. 正常的生命活动及其规律

2. 在人体的各种调节机制中，神经调节的特点是(　　)

A. 作用精确　　B. 作用缓慢

C. 作用持久　　D. 作用广泛

3. 内环境是指(　　)

A. 细胞外液　　B. 血液

C. 组织液　　D. 细胞内液

4. 能较迅速地反映内环境变化的体液是(　　)

A. 体腔积液　　B. 血浆

C. 脑脊液　　D. 尿液

5. 将家兔麻醉后作气管切开插管、颈总动脉插管、分离迷走神经与减压神经等，观察各种因素对动脉血压的影响，这种实验方法属于(　　)

A. 整体实验　　B. 离体实验

C. 在体慢性实验　　D. 在体急性实验

二、判断题（正确的填A，错误的填B）

1. 揭示细胞膜的物质跨膜转运机制，属于器官、系统水平

的研究。(　　)

2. 探索神经轴突动作电位形成的离子机制，属于细胞、分子水平的研究。(　　)

3. 阐明呼吸节律的形成机制，属于整体水平的研究。(　　)

4. 研究高原居民血液系统生理功能的变化属于整体水平的研究。(　　)

5. 体液调节作用较为缓慢。(　　)

三、填空题

1. 生理学的动物实验方法可分为________和________两大类。

2. 机体生理功能调节的基本方式有________、________和________。

3. 反射活动的结构基础是____，它由____、____、____、____和____五部分组成。

四、名词解释

1. 反射 2. 内环境

第一章 细胞的基本功能

一、单项选择题

1. 载体介导的易化扩散产生饱和现象的机制是(　　)

A. 物质跨膜梯度降低　　B. 能量不够

C. 载体数量减少　　D. 载体数量有限

2. 钠泵活动的重要意义是(　　)

A. 防止细胞水肿　　B. 维持细胞外高钠

C. 建立势能储备　　D. 消耗多余的 ATP

3. 组织处于绝对不应期时，其兴奋性(　　)

A. 为零　　B. 低于正常

C. 高于正常　　　　　　　　D. 无限大

4. 神经细胞动作电位的幅值取决于(　　)

A. 刺激强度　　　　　　　　B. 刺激持续时间

C. K^+和Na^+的平衡电位　　D. 阈电位水平

5. 下列与静息电位值的大小无关的是(　　)

A. 膜内外离子浓度差

B. 膜对钾离子的通透性

C. 膜的表面积

D. 膜对蛋白质等负离子的通透性

6. 动作电位的超射值接近于(　　)

A. 钠离子平衡电位

B. 钾离子平衡电位

C. 钠离子平衡电位与钾离子平衡电位的代数和

D. 钠离子平衡电位与钾离子平衡电位的绝对值之差

7. 阈电位是指(　　)

A. 造成膜对K^+通透性突然增大的临床界膜电位

B. 造成膜对K^+通透性突然减小的临床界膜电位

C. 超极化到刚能引起动作电位的临界膜电位

D. 造成膜对Na^+通透性突然增大的临床界膜电位

8. 动作电位的产生是(　　)

A. 细胞接受刺激的标志　　B. 细胞收缩的标志

C. 细胞兴奋的标志　　　　D. 腺体分泌的标志

9. 增加细胞外液中K^+的浓度，静息电位的绝对值将(　　)

A. 增大　　　　　　　　　B. 减小

C. 不变　　　　　　　　　D. 先增大后减小

10. 细胞内外离子的分布特点是(　　)

A. 细胞内的K^+浓度低于细胞外

B. 细胞内的Ca^{2+}浓度高于细胞外

C. 细胞内的 Na^+ 浓度低于细胞外

D. 细胞内外的 Cl^- 浓度相等

11. Na^+ 移出细胞的转运方式属于(　　)

A. 单纯扩散　　B. 易化扩散

C. 主动转运　　D. 出胞作用

12. CO_2 与 O_2 的跨膜转运过程属于(　　)

A. 单纯扩散　　B. 易化扩散

C. 主动转运　　D. 出胞作用

二、判断题（正确的填 A，错误的填 B）

1. CO_2 的跨膜转运需要消耗能量。(　　)

2. Na^+ 由细胞外进入细胞的过程不需消耗能量。(　　)

3. 细胞内液中的 Ca^{2+} 浓度比细胞外液高。(　　)

4. 引起某种组织兴奋所需的阈强度越大，说明该组织兴奋性越高。(　　)

5. 神经细胞动作电位升支的产生主要是由于 Na^+ 外流。(　　)

6. 细胞在静息状态下胞膜上的 Na^+ 通道处于“备用”状态。(　　)

7. 物质高速转运是以“通道”为中介的易化扩散的特点之一。(　　)

8. 单个细胞的动作电位的幅度会随刺激强度的变化而改变。(　　)

三、填空题

1. 小分子物质的跨膜转运的方式有________、________和________。

2. 通道介导的易化扩散的特点包括________、________和________。

3. 细胞膜主动转运物质的特点是________和________。

4. 大分子或团块物质的转运方式有________和________，均属于主动转运。

5. 膜蛋白介导的跨膜转运有两种，即________与________。

6. 神经细胞动作电位的去极化过程与________内流增多有关，而复极化则与________外流增加有关。

7. 单一神经或肌肉细胞动作电位的特点有________和________。

8. 反应的形式有两种，即________和________。

9. 细胞对刺激产生反应的能力称为________，细胞兴奋的标志是产生________。

10. 有效刺激的必要条件是要具备一定的________、________和________。

四、名词解释

1. 阈强度 2. 动作电位 3. 静息电位 4. 兴奋性 5. 阈电位

五、简答题

1. 什么是兴奋性？它与阈强度有何关系？

2. 动作电位是如何传导的？简述其传导的方向及机制。

3. 细胞在一次兴奋过程中，其兴奋性有何变化？

六、问答题

细胞膜转运物质主要有哪些形式？它们有何不同？

第二章 血液生理

一、单项选择题

1. 血浆胶体渗透压的生理作用是( )

A. 维持血管内外的水平衡 B. 决定血浆总渗透压

C. 维持细胞内外的水平衡 D. 维持细胞的正常形态

2. 组织液与血浆的主要区别是组织液内( )

A. Na^+含量高 B. Cl^-含量高

C. K^+含量高 D. 蛋白含量低

3. 血清与血浆的主要区别在于血清缺乏( )

A. Ca^{2+} B. 纤维蛋白原

C. Na^+ D. 血小板

4. 红细胞沉降率的大小取决于红细胞的( )

A. 数量 B. 表面积 C. 体积 D. 叠连

5. 调节红细胞生成的主要体液因素是( )

A. 甲状腺激素 B. 生长激素

C. 雄激素 D. 促红细胞生成素

6. 血液凝固的发生是由于( )

A. 纤维蛋白溶解

B. 红细胞叠连

C. 纤维蛋白原变为纤维蛋白

D. 血小板聚集

7. 血液凝固的内源性激活途径与外源性激活途径的主要差别在于( )

A. 因子X的激活过程 B. 凝血酶激活过程

C. 纤维蛋白形成过程 D. 有无Ca^{2+}参与

8. 内源性凝血途径的始动因子是( )

A. 因子Ⅻ B. 因子Ⅹ C. 因子Ⅶ D. 因子Ⅱ

9. 肝素抗凝的主要机制是(　　)

A. 抑制因子Ⅱ的激活　　B. 抑制因子Ⅹ的激活

C. 加强纤维蛋白降解　　D. 加强抗凝血酶Ⅲ活性

10. 纤溶酶的主要作用是水解(　　)

A. 因子Ⅱa　　B. 因子Ⅴ

C. 因子Ⅻ　　D. 因子Ⅰ和Ⅰa

11. 外源性凝血途径的始动因子是(　　)

A. 因子Ⅰ　　B. 因子Ⅱ　　C. 因子Ⅲ　　D. 因子Ⅶ

12. 在凝血过程中将纤维蛋白原转变为纤维蛋白的凝血因子是(　　)

A. 因子Ⅱa　　B. 因子Ⅲ　　C. 因子Ⅺa　　D. 因子Ⅻa

13. 血管损伤后止血栓能正确定位于损伤部位有赖于血小板的哪项特性(　　)

A. 黏附　　B. 聚集　　C. 释放　　D. 收缩

14. O 型血的红细胞膜上含有(　　)

A. A 抗原　　B. B 抗原　　C. O 抗原　　D. Rh 抗原

15. Rh 阳性是指红细胞膜上含有(　　)

A. A 抗原　　B. B 抗原　　C. C 抗原　　D. D 抗原

16. 下列不是血浆蛋白的生理功能的是(　　)

A. 运输 O_2 和 CO_2　　B. 参与生理止血

C. 缓冲作用　　D. 参与机体的免疫功能

17. 某人的红细胞与 A 型血的血清发生凝集，而其血清与 A 型血的红细胞不发生凝集，分析此人的血型为(　　)

A. A 型　　B. B 型　　C. O 型　　D. AB 型

二、判断题（正确的填 A，错误的填 B）

1. 血浆晶体渗透压主要决定于血浆 NaCl 的含量。(　　)

2. 处于抵御化脓性细菌入侵第一线的细胞是中性粒细胞。(　　)

3. 可释放组胺引起过敏症状的细胞是嗜酸性粒细胞。(　　)

4. 可增强Ⅸa 活性的是因子Ⅷ。(　　)

5. 可增强Ⅹa 活性的是因子Ⅴ。(　　)

6. 血浆晶体渗透压对于维持血管内外的水平衡具有重要作用。(　　)

7. 血清与血浆的不同之处主要在于前者缺乏凝血因子。(　　)

8. 肝素可灭活因子Ⅴ和ⅩⅢa。(　　)

9. 单核细胞只有转化为巨噬细胞后才能充分发挥作用。(　　)

10. 爆式促进活性物质（BPA）可加强晚期红系祖细胞的增殖。(　　)

三、填空题

1. 正常人血液的 pH 值为__________。在血浆中最重要的缓冲对是__________。

2. 血浆晶体渗透压主要由__________形成，对于保持__________的相对稳定具有重要意义。

3. 静脉注入 0.9% NaCl 溶液，血浆渗透压__________，血细胞形态__________。

4. 生成红细胞的原料是__________和__________。

5. 红细胞沉降率是用来表示红细胞的__________的，该值愈小，表示__________。

6. 血浆蛋白含量显著减少，可引起血浆胶体渗透压__________，并使组织液生成__________。

7. 血浆胶体渗透压的主要作用是维持__________和调节__________。

8. 对晚期红系祖细胞的增殖具有促进作用的体液因素是__

__________，它是由__________产生的。

9. 红细胞中血红蛋白的功能是__________，__________。

10. 体内所有细胞都生活在__________中，故将其称之为__________。

四、名词解释

1. 外源性凝血 2. 血型 3. 血细胞比容 4. 红细胞悬浮稳定性

五、简答题

1. 简述血液凝固的基本过程。

2. 简述血浆蛋白质的生理功能。

六、问答题

试述ABO血型的分型依据以及输血的原则。

第三章 心血管生理

一、单项选择题

1. 心室肌细胞动作电位的2期复极形成与下列哪种因素有关(　　)

A. Na^+内流与Ca^{2+}内流　B. Na^+内流与K^+外流

C. Ca^{2+}内流与K^+外流　D. Ca^{2+}内流与Cl^-内流

2. 心动周期中，左室内压升高速率最快的时相在(　　)

A. 心房收缩期　B. 等容收缩相

C. 快速射血相　D. 减慢射血相

3. 心内传导速度最慢处在(　　)

A. 窦房结　B. 房室结

C. 房室束　D. 浦肯野氏纤维

4. 可引起射血分数增大的因素(　　)

A. 心室舒张末期容积增大　B. 动脉血压升高

C. 心率减慢　　　　　　D. 心肌收缩能力增强

5. 心肌不产生完全强直收缩的原因是心肌(　　)

A. 为机能合胞体　　　　B. 肌浆网不发达，储 Ca^{2+} 少

C. 有效不应期长　　　　D. 呈“全或无”收缩

6. 心肌的异长自身调节通过改变下列哪个因素来调节心脏的泵血功能(　　)

A. 肌小节初长　　　　　B. 肌钙蛋白活性

C. 肌浆游离 Ca^{2+} 浓度　　D. 心肌收缩能力

7. 心肌的等长自身调节通过改变下列哪个因素调节心脏的泵血功能(　　)

A. 肌小节初长　　　　　B. 肌钙蛋白活性

C. 肌浆游离 Ca^{2+} 浓度　　D. 心肌收缩能力

8. 动脉血压升高可引起(　　)

A. 心房收缩期延长　　　B. 等容收缩相延长

C. 心室射血期延长　　　D. 心室舒张期延长

9. 正常人心率超过 180 次/min 时，心输出量减少的原因主要是因为哪一时相缩短(　　)

A. 快速充盈相　　　　　B. 减慢充盈相

C. 等容收缩相　　　　　D. 减慢射血相

10. 下列哪一心音可作为心室舒张期开始的标志(　　)

A. 第一心音　B. 第二心音　C. 第三心音　D. 第四心音

11. 下列哪一心音可作为心室收缩期开始的标志(　　)

A. 第一心音　B. 第二心音　C. 第三心音　D. 第四心音

12. 心动周期是指(　　)

A. 心脏机械活动周期　　B. 心脏生物电活动周期

C. 室内压变化周期　　　D. 心率变化周期

13. 心室肌细胞绝对不应期的产生是由于(　　)

A. Na^+ 通道处于激活状态　　B. Na^+ 通道处于备用状态

C. Na^+通道处于失活状态　D. Ca^{2+}通道处于失活状态

14. 心室肌细胞动作电位持续时间长的主要原因是哪一期的时程长(　)

A. 0 期除极　B. 1 期复极　C. 2 期复极　D. 3 期复极

15. 心室肌细胞不具有下列哪一生理特性(　)

A. 兴奋性　B. 自律性　C. 收缩性　D. 传导性

16. 窦房结能成为心脏正常起搏点的原因是(　)

A. 动作电位无明显平台期　B. 最大复极电位低

C. 0 期除极速度低　D. 4 期自动除极速度快

17. 心肌收缩呈“全或无”特点是因为心肌细胞(　)

A. 动作电位时程长　B. 动作电位有平台期

C. 细胞间有闰盘　D. 有收缩性

18. 心脏正常起搏点位于(　)

A. 窦房结　B. 房室结　C. 房室束　D. 浦肯野纤维

19. 乙酰胆碱使窦房结细胞自律性降低是通过使(　)

A. 最大舒张电位升高　B. 阈电位水平下降

C. Ca^{2+}内流增强　D. 膜对K^+通透性增大

20. 心室肌有效不应期的长短主要取决于(　)

A. 动作电位 0 期除极速度　B. 动作电位 1 期复极速度

C. 动作电位 2 期时程　D. 动作电位 3 期复极速度

21. 下列哪种心肌细胞 4 期自动去极化速度最快(　)

A. 窦房结细胞　B. 房室交界细胞

C. 心室肌细胞　D. 浦肯野细胞

22. 当细胞外Ca^{2+}浓度降低时会引起心肌(　)

A. 自律性增强　B. 传导增快

C. 兴奋性增加　D. 收缩降低

23. 下列可引起心率减慢的是(　)

A. 交感神经活动增强　B. 迷走神经活动增强

C. 肾上腺素　　　　　D. 甲状腺激素

24. 在血管系统中起血液储存库作用的血管是(　　)

A. 大动脉　B. 中动脉　C. 小动脉　D. 静脉

25. 在体循环中，血流阻力最大，血压降落最为显著的区段是(　　)

A. 大动脉段　　　　　B. 小动脉与微动脉段

C. 毛细血管段　　　　D. 小静脉段

26. 在一般情况下，收缩压的高低主要反映(　　)

A. 大动脉管壁弹性　　B. 外周阻力

C. 循环血量　　　　　D. 心脏的每搏输出量

27. 一般情况下影响舒张压最主要的因素是(　　)

A. 每搏输出量　　　　B. 心率

C. 大动脉的弹性　　　D. 外周阻力

28. 老年人动脉管壁硬化，大动脉的弹性储器作用减弱，所以(　　)

A. 收缩压降低　　　　B. 舒张压降低

C. 脉压增大　　　　　D. 收缩压与舒张压均升高

29. 心肌收缩力加强导致静脉回心血量增加的机制是(　　)

A. 动脉血压升高　　　B. 静脉血流阻力下降

C. 血流速度快　　　　D. 舒张期室内压较低

30. 在微循环中，进行物质交换的主要部位是(　　)

A. 通血毛细血管　　　B. 真毛细血管

C. 微动脉　　　　　　D. 微静脉

31. 微循环中参与体温调节的是(　　)

A. 迂回通路　　　　　B. 直捷通路

C. 动－静脉短路　　　D. 毛细血管前括约肌

32. 组织液的生成主要取决于(　　)

A. 毛细血管血压　　　B. 有效滤过压

C. 血浆晶体渗透压　　D. 血浆胶体渗透压

33. 心交感神经末梢释放的递质是(　　)

A. 血管紧张素　　B. 乙酰胆碱

C. 肾上腺素　　D. 去甲肾上腺素

34. 心迷走神经末梢释放的递质是(　　)

A. 肽类递质　　B. 去甲肾上腺素

C. 乙酰胆碱　　D. 肾上腺素

35. 交感缩血管神经节后纤维释放的递质是(　　)

A. 肾上腺素　　B. 去甲肾上腺素

C. 血管紧张素　　D. 乙酰胆碱

36. 调节心血管活动的基本中枢在(　　)

A. 脊髓　　B. 延髓　　C. 脑桥　　D. 下丘脑

37. 对动脉血压变化较敏感的感受器位于(　　)

A. 颈动脉窦　　B. 主动脉弓　　C. 颈动脉体　　D. 主动脉体

38. 降压反射的生理意义是(　　)

A. 降低动脉血压　　B. 减慢心率

C. 减弱心血管活动　　D. 维持动脉血压相对恒定

39. 静脉注射去甲肾上腺素后出现血压升高，心率减慢，后者发生的主要机制是(　　)

A. 去甲肾上腺素抑制了心脏的活动

B. 去甲肾上腺素抑制了血管的活动

C. 降压反射活动加强

D. 大脑皮层心血管中枢活动减弱

40. 心动周期中，心室血液充盈主要是由于(　　)

A. 血液的重力作用　　B. 心房收缩的挤压作用

C. 胸膜腔内负压　　D. 心室舒张的抽吸

二、判断题（正确的填 A，错误的填 B）

1. 心室肌细胞 0 期除极是由于 Na^+ 内流所致。(　　)

2. 心室肌细胞3期复极是由于 Ca^{2+} 内流所致。（ ）

3. 心脏自律性最高的部位是房室交界。（ ）

4. 传导速度最慢的部位是末梢浦肯野纤维。（ ）

5. 左心室内压上升速度最快的时段是在快速射血相。（ ）

6. 在一个心动周期中，动脉血压的最高值称为收缩压。（ ）

7. 主动脉属于弹性储器血管。（ ）

8. 毛细血管属于阻力血管。（ ）

9. 细胞外液中的 Ca^{2+} 浓度的变化对心肌收缩力影响大（ ）

10. 房缩期动脉瓣是开放的。（ ）

11. 心室舒张末期容积增加能使搏出量增加。（ ）

12. 第二心音比第一心音持续的时间要长。（ ）

13. K^{+} 外流是形成1期的离子基础。（ ）

14. 房室束不是自律组织。（ ）

15. 降压反射的作用是降低动脉血压。（ ）

16. 交感神经对心脏有兴奋作用。（ ）

三、填空题

1. 心肌细胞动作电位的特征是：持续时间________，复极过程有________期。

2. 心肌细胞动作电位0期去极化形成的机制是由于________（离子）________所致。

3. 与窦房结P细胞相比，心肌传导细胞动作电位0期去极化速度________，幅度________。

4. 心肌自动节律性最高的部位是________，称为________。

5. 与降压反射相关的压力感受器位于________和

________。

6. 在心脏自律组织中，传导速度最慢的部位是________，最快的是________。

7. 心交感神经兴奋会对心脏产生三方面作用，即________、________、________。

8. 期前收缩的产生是因为额外刺激落在了心肌兴奋性变化的________或________。

9. 心肌兴奋性周期性变化过程中，兴奋性最低的时期是________，最高的是________。

10. 心肌兴奋性周期性变化的特点是________，相当于心肌机械活动的________期。

11. 在一定范围内，血 Ca^{2+} 浓度升高，心肌兴奋时由________的 Ca^{2+} 增多，因而使心肌收缩力________。

12. 心肌细胞一次兴奋后其有效不应期________，因此，不会发生________收缩。

13. 一个心动周期中，心缩时间比心舒时间________，心室收缩时间比心房收缩时间________。

14. 心动周期的长短与________密切相关，________越快，心动周期越短。

15. 在心脏收缩射血期，房室瓣处在________状态，动脉瓣处在________状态。

16. 心动周期中，主动脉瓣处在关闭状态，房室瓣处在开放状态的时期包括________和________。

17. 在心室舒张充盈期，房室瓣处在________状态，动脉瓣处在________状态。

18. 心动周期的________期射血量最多，________期充盈血量最多。

19. 一个心动周期中，心室内压升高速度最快的是________

期，降低最快的是____期。

20. 第一心音发生在心脏活动的__________期，它的出现标志着心脏__________开始。

四、名词解释

1. 心输出量　　2. 心动周期

3. 心音　　4. 射血分数

五、简答题

1. 心室肌细胞动作电位有何特点？其1期和2期平台期形成的离子活动基础是什么？

2. 心动周期可分为哪几个时期？其中哪些时期血液从心室流向主动脉？哪些时期血液从心房流向心室？

3. 心内兴奋传导的途径是怎样的？其中传导最慢的是哪个部位？传导最快的又是哪个部位？

4. 何谓心输出量？影响心输出量的因素有哪些？

六、问答题

1. 形成动脉血压需要哪些条件？试分析动脉血压下降的可能原因。

2. 心脏活动受哪些神经支配？请阐明它们的作用及作用机理。

第四章 呼吸系统生理

一、单项选择题

1. 最大呼气末残留于肺内的气体量称为(　)

A. 余气量　　B. 功能余气量

C. 肺活量　　D. 补呼气量

2. 在下列哪一时相中，肺内压等于大气压(　)

A. 呼气全程　　B. 吸气末和呼气末

C. 吸气全程　　D. 呼气末和吸气初

3. 决定肺内气体交换方向的主要因素是(　　)

A. 气体的分压差　　B. 气体的溶解度

C. 气体的分子量　　D. 气体与血红蛋白的亲和力

4. 平静呼气末胸膜腔内压(　　)

A. 等于大气压　　B. 低于大气压

C. 高于大气压　　D. 与平静吸气末相等

5. 维持胸膜腔负压的必要条件是(　　)

A. 气道通畅　　B. 肺内压高于胸膜腔内压

C. 胸膜腔密闭　　D. 气道内压高于大气压

6. 肺表面活性物质是由肺内哪种细胞分泌的(　　)

A. 肺泡Ⅰ型上皮细胞　　B. 肺泡Ⅱ型上皮细胞

C. 肺泡巨噬细胞　　D. 肺成纤维细胞

7. 进入肺泡，但没有发生气体交换的肺泡容量，称为(　　)

A. 肺泡通气量　　B. 生理无效腔

C. 肺泡无效腔　　D. 解剖无效腔

8. 在下列哪种情况下，肺顺应性增加(　　)

A. 肺淤血肺水肿　　B. 肺弹性阻力减小

C. 气道阻力增加　　D. 肺表面活性物质减少

9. 平静呼气末肺内的气体量为(　　)

A. 肺活量　　B. 肺总量

C. 潮气量　　D. 功能余气量

10. 肺通气的原动力是(　　)

A. 肺的弹性回缩　　B. 肺内压与大气压之差

C. 肺内压与胸内压之差　　D. 呼吸肌舒缩运动

11. 反映单位时间内充分发挥全部通气能力所达到的通气量称为(　　)

A. 通气储量百分比　　B. 最大通气量

C. 肺泡通气量　　D. 用力肺活量

12. 影响气道阻力最重要的因素是(　　)

A. 气流速度　B. 气流形式　C. 气道长度　D. 气道口径

13. 胸膜腔内压等于(　　)

A. 大气压－弹性阻力　　B. 大气压－非弹性阻力

C. 大气压－肺表面张力　　D. 大气压－肺回缩力

14. 体内氧分压最高的部位是(　　)

A. 肺泡气　B. 动脉血　C. 细胞内液　D. 静脉血

15. 感受动脉血氧分压降低引起肺通气增强最主要的感受器位于(　　)

A. 颈动脉体　　B. 颈动脉窦

C. 主动脉体　　D. 主动脉弓

16. 能直接兴奋中枢化学感受器、增强肺通气的适宜刺激是(　　)

A. 脑脊液 H^+ 浓度升高　　B. 脑脊液 CO_2 分压升高

C. 脑脊液 O_2 分压降低　　D. 动脉血 H^+ 浓度升高

17. 肺泡表面活性物质的主要作用是(　　)

A. 保护肺泡上皮细胞　　B. 降低气道阻力

C. 增加肺弹性阻力　　D. 降低肺泡表面张力

二、判断题（正确的填 A，错误的填 B）

1. 肺通气的直接动力来自肺内压与大气压之差。(　　)
2. 胸膜腔内压的负值大小取决于肺回缩力。(　　)
3. 肺顺应性是反映肺弹性阻力的指标。(　　)
4. 平静呼吸时，吸气与呼气过程均是主动的。(　　)
5. 肋间内肌参与用力吸气过程。(　　)
6. 气道口径缩小，通气阻力将增加。(　　)
7. 肺活量不包括补呼气量。(　　)
8. 中枢化学感受器对 CO_2 敏感。(　　)

9. 缺氧可直接兴奋呼吸中枢使呼吸加深加快。( )

10. 肺牵张反射的生理意义主要在于避免吸气过深过长。( )

三、填空题

1. 呼吸的全过程包括________、________和________。

2. 外界空气经呼吸道出入肺的过程，称为________；肺泡与血液之间的气体交换称为________。

3. 深吸气量包括________和________。

4. 迷走神经兴奋时，支气管平滑肌________，肺通气量________。

5. 交感神经兴奋可使支气管平滑肌________，呼吸道阻力________。

6. 当膈肌收缩时，胸廓的上下径________，肺容积________。

7. 平静呼吸时，吸气动作主要是由________和________收缩引起的。

8. 肺泡表面活性物质由________型肺泡上皮细胞分泌，其主要作用是________。

9. 吸气末，肺内压与大气压________，胸膜腔内压比大气压________。

10. O_2 在血液中运输的主要形式是________；CO_2 在血液中运输的主要形式是________。

11. 肺牵张反射包括________反射和________反射。

四、名词解释

1. 胸内负压 2. 肺活量 3. 肺牵张反射 4. 肺泡通气量

五、简答题

1. 肺泡表面活性物质在何处由哪种细胞分泌？有什么生理作用？

2. 什么是氧解离曲线？哪些因素可使氧解离曲线右移？

3. 什么是胸内负压？有什么生理意义？

六、问答题

1. O_2 和 CO_2 在血液中运输有哪些形式？请详述 O_2 在血液中的运输过程。

2. 试述动脉血 CO_2 分压升高、O_2 分压降低对呼吸的影响及相关机制。

第五章　消化系统生理

一、单项选择题

1. 胃肠平滑肌动作电位除极相形成的离子基础是(　　)

A. K^+内流　B. Ca^{2+}内流

C. Na^+内流　D. Cl^-内流

2. 人唾液中含有的酶是(　　)

A. 脂肪酶和蛋白酶　B. 脂肪酶和肽酶

C. 淀粉酶和溶菌酶　D. 蛋白酶和溶菌酶

3. 参与构成胃黏膜保护屏障的主要离子是(　　)

A. HCO_3^-　B. H^+　C. Na^+　D. Cl^-

4. 使胃蛋白酶原转变成胃蛋白酶的激活物是(　　)

A. Na^+　B. HCl　C. K^+　D. Cl^-

5. 胃泌素的生理作用不包括(　　)

A. 刺激胃酸分泌　B. 促进胃运动

C. 刺激胰酶分泌　D. 促进唾液分泌

6. 刺激胃液分泌的重要物质是(　　)

A. 抑胃肽　B. 肾上腺素

C. 组胺　D. 促胰液素

7. 用阿托品阻断 M 受体可导致(　　)

A. 唾液分泌增多　B. 胃液分泌增多

C. 胰液分泌增多　　D. 胃肠运动减弱

8. 下列哪项不属于胃液的作用(　)

A. 杀菌　　B. 激活胃蛋白酶原

C. 使蛋白质变性　　D. 对淀粉进行初步消化

9. 抑制胃液分泌的重要因素是(　)

A. 蛋白质　　B. 脂肪

C. 低张溶液　　D. 碳水化合物

10. 混合食物由胃完全排空通常需要(　)

A. 1～2 h　B. 2～3 h　C. 4～6 h　D. 6～8 h

11. 最重要的消化液是(　)

A. 唾液　B. 胃液　C. 胆汁　D. 胰液

12. 激活糜蛋白酶原的物质是(　)

A. HCl　　B. 肠致活酶

C. 胰蛋白酶　　D. 糜蛋白酶

13. 刺激促胰液素释放的最有效物质是(　)

A. 蛋白质分解产物　　B. 葡萄糖

C. HCl　　D. 胆酸钠

14. 激活胰液中胰蛋白酶原的是(　)

A. 脂肪酸　　B. 胃酸

C. 蛋白水解产物　　D. 肠致活酶

15. 促使胰液中各种酶分泌的重要体液因素是(　)

A. 血管活性肠肽　　B. 促胰液素

C. 胆囊收缩素　　D. 胆盐

16. 胆汁中与脂肪消化关系密切的成分是(　)

A. 胆固醇　B. 卵磷脂　C. 胆色素　D. 胆盐

17. 下列不含有消化酶的消化液是(　)

A. 唾液　B. 胃液　C. 胆汁　D. 胰液

18. 胆汁中有利胆作用的成分是(　)

A. 胆固醇 B. 胆汁酸 C. 胆盐 D. 胆色素

19. 营养物质吸收的主要部位是( )

A. 食管 B. 胃 C. 小肠 D. 大肠

20. 在胃液中激活胃蛋白酶原、促进铁和钙吸收的成分是( )

A. 黏液 B. HCl C. 内因子 D. 维生素 B_{12}

21. 小肠是吸收的主要部位，这与其结构的哪项特点有关( )

A. 长度长 B. 壁厚 C. 面积大 D. 通透性好

二、判断题（正确的填 A，错误的填 B）

1. 胆盐的主要吸收部位是空肠。( )
2. 维生素 B_{12} 的主要吸收部位是回肠末端。( )
3. 胃特有的运动形式是紧张性收缩。( )
4. 小肠特有的运动形式是分节运动。( )
5. 大肠特有的运动形式是袋状往返运动。( )
6. 组胺是抑制胃液分泌的因素。( )
7. 盐酸是刺激促胰液素分泌最强的刺激因素。( )
8. 胃液中的 H^+ 是由主细胞分泌的。( )
9. 产生内因子的细胞是壁细胞。( )
10. 产生胃泌素的细胞主要是 S 细胞。( )
11. 产生促胰液素的细胞是小肠上部的 G 细胞。( )

三、填空题

1. 整个消化道几乎都受____________和____________的双重支配。

2. 促进头期胃液分泌的神经是____________，体液因素是____________。

3. 胆汁的主要作用是促进____________的消化和吸收，其中起作用的成分是____________。

4. 胃酸由胃腺的________________分泌，胃酸的分泌是________________过程。

5. 胃排空的动力是________，食物进入十二指肠后，可通过肠－胃反射使胃排空________________。

6. 胃运动的形式有__________、__________和__________。

7. 胃蛋白酶在________性环境中可水解蛋白质，主要产物是________。

8. 胰液分泌以体液调节为主，促进胰液分泌的该调节因素主要有______、________和__________。

9. 刺激__________神经可增加胰液的分泌和__________小肠运动。

四、名词解释

1. 黏液－碳酸氢盐屏障 2. 容受性舒张 3. 消化 4. 吸收 5. 胃排空

五、简答题

1. 小肠有哪几种运动形式？各有什么生理意义？

2. 胆汁主要参与哪些食物的消化？是胆汁中哪种成分起作用？起什么作用？

3. 胃酸的生理作用包括哪些？

六、问答题

1. 消化期胃液分泌是如何调节的？

2. 为什么说小肠是营养物质消化与吸收的主要场所？

第六章 泌尿系统生理

一、单项选择题

1. 分泌肾素的细胞是肾的(　　)

A. 间质细胞　　B. 系膜细胞

C. 致密斑　　D. 球旁细胞

2. 肾脏致密斑的作用是感受(　　)

A. 肾小管内压变化　　B. 肾血流 NaCl 含量变化

C. 肾血管血压变化　　D. 肾小管液 NaCl 含量变化

3. 肾的基本功能单位是(　　)

A. 肾单位　　B. 肾小体

C. 集合管　　D. 肾小管

4. 肾脏血液供应的特点是(　　)

A. 血流量小

B. 血流分布均匀

C. 肾小管周围毛细血管血压较高

D. 肾小球毛细血管血压较高

5. 容易通过肾小球滤过膜的是(　　)

A. 带负电的小分子　　B. 带正电的小分子

C. 电中性的小分子　　D. 带正、负电的小分子

6. 促进肾小球滤过的动力是(　　)

A. 肾小球毛细血管血压　　B. 肾小囊内液体胶体渗透压

C. 血浆胶体渗透压　　D. 肾小囊内压

7. 能导致肾小球滤过率增高的是(　　)

A. 肾交感神经兴奋　　B. 静脉滴注高渗葡萄糖液

C. 快速静脉滴注生理盐水　　D. 注射大量肾上腺素

8. 静脉滴注生理盐水引起肾小球滤过率增加是由于(　　)

A. 肾小球毛细血管压增高　　B. 囊内压下降

C. 血浆胶体渗透压增高　　D. 肾血浆流量增多

9. 交感神经兴奋使肾小球滤过率下降是因为(　　)

A. 肾血浆流量降低　　B. 滤过膜通透性降低

C. 囊内压升高　　D. 血浆胶体渗透压增高

10. 静脉注射去甲肾上腺素后家兔血压升高，尿量减少，主要机制是(　　)

A. 肾小球毛细血管血压升高
B. 肾小囊内压升高
C. 肾小囊内液胶体渗透压降低
D. 肾血流量减少
11. 滤过分数是指下列哪一项的比值(　　)
A. 肾小球滤过率/肾血浆流量
B. 肾血浆流量/肾血流量
C. 肾血流量/肾血浆流量
D. 肾血流量/心输出量
12. 肾炎患者出现蛋白尿是由于(　　)
A. 肾小球滤过率增高　　B. 肾血浆流量增大
C. 血浆蛋白浓度增高　　D. 肾小球滤过膜通透性增加
13. 近球小管重吸收的关键动力是(　　)
A. 管周膜上的 Na^+ 泵　　B. 管腔膜上的同向转运体
C. 管腔膜上的逆向转运体　　D. 管腔膜上的电中性转运体
14. 下列哪项属于被动转运(　　)
A. 水从低渗透压一侧至高渗透压一侧
B. Na^+ 从低浓度侧至高浓度侧
C. 葡萄糖从低浓度侧至高浓度侧
D. 氨基酸从低浓度侧至高浓度侧
15. 肾脏对葡萄糖的重吸收发生于(　　)
A. 近端小管　　B. 远端小管
C. 髓袢　　D. 集合管
16. 近端小管对小管液的重吸收为(　　)
A. 高渗重吸收　　B. 等渗重吸收
C. 低渗重吸收　　D. 受抗利尿激素的调节
17. 静脉注射50%葡萄糖 50 mL 后，患者尿量显著增加，尿糖阳性，主要原因是(　　)

A. 血容量增大　B. 肾小球滤过率增大
C. 肾小管溶质浓度增加　D. 肾小管对水的通透性降低
18. 肾小管对 HCO_3^- 的重吸收(　　)
A. 以 HCO_3^- 的形式吸收　B. 以 CO_2 的形式吸收
C. 主要在远球小管进行　D. 不依赖于 H^+ 的分泌
19. 肾小管对 H^+ 的分泌增加不引起(　)
A. Na^+ 吸收增加　B. K^+ 分泌增加
C. HCO_3^- 重吸收增加　D. NH_3 分泌增加
20. 肾脏外髓部高渗透梯度的形成与下列哪项有关(　)
A. 近端小管对 NaCl 的重吸收
B. 远端小管对 NaCl 的重吸收
C. 髓袢升支粗段对 NaCl 的重吸收
D. 集合管对 NaCl 的重吸收
21. 肾脏内髓部高渗透梯度的形成与下列哪些物质的吸收有关(　)
A. 氨基酸　B. 葡萄糖
C. NaCl 和尿素　D. KCl
22. 抗利尿素的主要作用是(　　)
A. 促进近端小管对水的重吸收
B. 增强髓袢升支粗段对 NaCl 的主动重吸收
C. 提高内髓部集合管对尿素的通透性
D. 提高远曲小管和集合管对水的通透性
23. 大量饮清水后抗利尿激素分泌减少主要是因(　　)
A. 血量增多　B. 动脉血压增高
C. 血浆晶体渗透压降低　D. 血管紧张素Ⅱ减少
24. 醛固酮可促进肾小管(　)
A. Na^+ 重吸收减少　B. K^+ 重吸收增加
C. 水重吸收减少　D. K^+ 排出增加

二、判断题（正确的填 A，错误的填 B）

1. 一次饮用大量清水导致尿量增多称为渗透性利尿。(　　)

2. 滤过膜面积减少会使肾小球滤过率降低。(　　)

3. 静脉滴注甘露醇会引起水利尿。(　　)

4. 调节远曲小管、集合管对水重吸收的主要因素是抗利尿激素。(　　)

5. 调节远曲小管、集合管对 Na^+ 重吸收的主要因素是血管紧张素Ⅱ。(　　)

6. 血钾升高、血钠降低可刺激醛固酮分泌。(　　)

7. 髓质肾单位的主要功能是生成尿液与分泌肾素。(　　)

8. Na^+ 在近端小管可以泵漏模式主动重吸收。(　　)

9. 近端小管能分泌葡萄糖。(　　)

三、填空题

1. 静脉注射 50% 葡萄糖溶液 60 mL 后尿量增多，这是因为小管液____增高，水的重吸收________。

2. 肾小球滤过膜包括 3 层，即__________、__________和__________。

3. 影响肾小球滤过的因素有__________、__________、__________。

4. 肾小球滤过分数是指__________占______的百分比。

5. 肾小球滤过膜有________屏障作用与________屏障作用。

6. 调节肾小管与集合管重吸收作用的激素是________和________。

7. 从肾外髓到内髓，渗透压逐渐________，这种现象称为________。

8. 肾小球滤过作用的动力是______，当血浆胶体渗透压降低时，此滤过动力______。

四、名词解释

1. 肾小球滤过率　2. 水利尿　3. 肾糖阈　4. 球－管平衡

五、简答题

1. 静脉注射50%葡萄糖40 mL后，尿量如何变化？其机制是什么？

2. 大量出汗而又饮水少时，尿量如何变化？为什么？

六、问答题

1. 试述循环血量减少和动脉血压下降时肾脏可以通过哪些活动过程使其趋于恢复。

2. 影响肾小球滤过作用的因素包括哪些？

第七章　内分泌系统生理

一、单项选择题

1. 体内大多数激素作用的方式是(　　)

A. 远距分泌　B. 旁分泌　C. 自分泌　D. 神经分泌

2. 下列不属于激素作用的基本特征的是(　　)

A. 信息传递作用　B. 特异性

C. 高效能生物放大作用　D. 允许作用

3. 血液中激素浓度低但生理作用明显，是因为(　　)

A. 激素随血液分布全身

B. 激素作用的半衰期长

C. 激素与受体结合时间长

D. 细胞内有高效能的生物放大系统

4. 调节机体各种功能活动的两大信息传递系统是(　　)

A. 第一信使和第二信使

B. 第一信号系统和第二信号系统

C. 内分泌系统和神经系统

D. 中枢神经系统和外周神经系统

5. 下列关于激素信息传递作用的叙述，错误的是(　)

A. 不能添加成分

B. 不能提供能量

C. 不仅仅起“信使”的作用

D. 能减弱体内原有的生理生化过程

6. 下列物质中，不属于激素的是(　)

A. 肾素　　B. 肝素

C. 促红细胞生成素　　D. 促胰液素

7. 第二信使 cAMP 的作用是激活(　)

A. DNA 酶　　B. 磷酸化酶

C. 蛋白激酶　　D. 腺苷酸环化酶

8. 激素作用的共同点是(　)

A. 以 cAMP 为第二信使

B. 受体位于靶细胞膜上

C. 激素间作用都是互相拮抗的

D. 有高效能的生物放大作用

9. 基因表达学说中，激素作用的第一步是与靶细胞的(　)

A. 膜受体结合　　B. 胞浆受体结合

C. G－蛋白结合　　D. 腺苷酸环化酶结合

10. 下列哪种激素不是由腺垂体合成的(　)

A. 生长素　　B. 抗利尿激素

C. 促甲状腺激素　　D. 促肾上腺皮质激素

11. 成年后生长素分泌增多可出现(　)

A. 呆小病　　B. 侏儒症　　C. 巨人症　　D. 肢端肥大症

12. 合成血管升压素的部位是(　)

A. 神经垂体　　B. 腺垂体

C. 下丘脑视上核和室旁核　　D. 下丘脑－垂体束

13. 下列对乳腺的发育无作用的是(　　)

A. 雌激素　　B. 催乳素

C. 糖皮质激素　　D. 盐皮质激素

14. 生物活性最强的甲状腺激素是(　　)

A. 一碘酪氨酸　　B. 二碘酪氨酸

C. 三碘甲腺原氨酸　　D. 四碘甲腺原氨酸

15. 对脑的发育最为重要的激素是(　　)

A. 生长素　　B. 性激素

C. 甲状腺激素　　D. 促甲状腺激素

16. 下列不是甲状腺激素的生理作用的是(　　)

A. 减慢心率和减弱心肌收缩力

B. 促进外周细胞对糖的利用

C. 适量时促进蛋白质合成

D. 提高神经系统兴奋性

17. 刺激胰岛素分泌最主要的因素是(　　)

A. 血糖浓度升高　　B. 迷走神经兴奋

C. 交感神经兴奋　　D. 胰高血糖素释放

二、判断题（正确的填A，错误的填B）

1. 蛋白质激素主要通过与胞内受体结合而发挥作用。(　　)

2. 下丘脑通过垂体门脉系统参与对腺垂体激素分泌的调控。(　　)

3. 生长激素的分泌属于神经分泌。(　　)

4. 生长素与胰高血糖素可加强彼此升高血糖的作用属于协同作用。(　　)

5. 甲状腺激素中，T_3 的活性比 T_4 强，量也比 T_4 多。(　　)

6. 幼年时甲状腺激素和生长激素缺乏都可造成侏儒

症。(　　)

7. 炎症时大剂量使用糖皮激素可使机体免疫力增强。(　　)

8. 参与应急反应的是交感－肾上腺髓质系统。(　　)

9. 胰岛中最多的内分泌细胞是 A 细胞。(　　)

10. 血糖浓度是调节胰岛素分泌的最重要因素。(　　)

三、填空题

1. 激素的作用方式有______、______、______和______。

2. 激素按化学结构可分为______、______和______激素三类。

3. 激素作用的机制有______和______两种学说。

4. 腺垂体是体内最重要的内分泌腺，能分泌 7 种激素，其中______、______和黄体生成素、卵泡刺激素均有各自的靶腺，是通过调节靶腺的活动而发挥作用。

5. 幼年时 GH 过多可造成______，成年后 GH 分泌过多则导致______。

6. 在甲状腺激素合成中起关键作用的酶是______，食物中的______是合成甲状腺激素不可缺少的重要原料。

7. 甲状腺激素分泌不足时可出现______水肿，而甲状腺功能亢进时可出现心率______。

8. 肾上腺皮质功能亢进时，可出现______肥胖；而______反应时，腺垂体－肾上腺皮质系统高度兴奋。

9. 肾上腺髓质分泌的激素中，______较多，______较少。

10. 胰岛细胞中的 A 细胞可分泌______，B 细胞可分泌______。

四、名词解释

1. 激素　2. 自分泌　3. 允许作用　4. 应激反应
5. 呆小症

五、问答题

1. 试述激素作用的方式。
2. 试述激素作用的一般特性。
3. 什么是应激和应急反应？二者有什么关系？

第八章　神经系统生理

一、单项选择题

1. 下列不属于神经纤维兴奋传导特征的是(　)
A. 生理完整性　　B. 绝缘性
C. 单向传导　　D. 相对不疲劳性
2. 下列关于神经纤维兴奋传导的描述，正确的是(　)
A. 只要神经纤维结构完整，就可以传导兴奋
B. 因为神经纤维传导电活动，所以不绝缘
C. 神经纤维任一点产生动作电位，都可以向两边传递
D. 正常条件下，神经纤维不可以连续产生兴奋
3. 神经纤维的传导速度快慢与下列哪项无关(　)
A. 纤维直径　　B. 刺激强度
C. 温度　　D. 有无髓鞘
4. 下列关于神经的营养性作用的描述，正确的是(　)
A. 指神经细胞消耗的能量多
B. 神经细胞兴奋产生的电活动刺激效应器细胞的生长
C. 神经的营养性作用可用人工电刺激替代
D. 神经末梢释放的化学物质可调节所支配组织的代谢活动
5. 下列与狂犬病的发生有关的是(　　)
A. 血液供应　　B. 细胞外液
C. 顺向轴浆运输　　D. 逆向轴浆运输
6. 下列关于神经胶质细胞的描述，不正确的是(　)
A. 可分析神经元传入的信息　B. 有支持作用

C. 可摄取神经递质　　　　　　D. 有绝缘和屏障作用

7. 下列能进行双向传递的是(　　)

A. 缝隙连接　　　　　　B. 化学性突触

C. 兴奋性突触　　　　　　D. 抑制性突触

8. 下列关于兴奋性突触的传递的描述，正确的是(　　)

A. 通常一个突触前神经元释放的递质就可引起突触后神经元兴奋

B. 信息传递的媒介是电活动

C. 可引起突触后膜 Na^+ 内流

D. 可引起突触后膜超极化

9. 下列与动作电位到达突触前膜引起递质释放有关的是(　　)

A. Ca^{2+} 内流　B. K^+ 外流　C. Na^+ 内流　D. Na^+ 外流

10. 兴奋性突触后电位与抑制性突触后电位的共同特征是(　　)

A. 突触前膜均去极化

B. 突触后膜均去极化

C. 突触前膜释放的递质性质一样

D. 突触后膜对离子通透性一样

11. 电突触的结构基础是(　　)

A. 缝隙连接　　　　　　B. 闰盘

C. 混合性突触　　　　　　D. 交互性突触

12. 下列不属于外周神经递质的是(　　)

A. 乙酰胆碱　　　　　　B. 去甲肾上腺素

C. 谷氨酸　　　　　　D. 肽类

13. 支配骨骼肌的躯体运动神经释放的递质为(　　)

A. 乙酰胆碱　　　　　　B. 去甲肾上腺素

C. 儿茶酚胺　　　　　　D. 多巴胺

14. 交感和副交感神经节前纤维释放的递质是(　　)

A. 肾上腺素　　B. 去甲肾上腺素

C. 乙酰胆碱　　D. 肾上腺素和去甲肾上腺素

15. 反射活动后放现象的结构基础是神经元之间的哪种联系(　　)

A. 侧支式联系　　B. 环状联系

C. 辐散式联系　　D. 聚合式联系

16. 下列反射活动中有正反馈的是(　　)

A. 腱反射　　B. 排尿反射

C. 减压反射　　D. 牵张反射

17. 反射时间的长短主要决定于(　　)

A. 刺激的强度　　B. 感受器的敏感度

C. 神经的直径　　D. 反射中枢突触的多少

18. 手术时的麻醉发生机制，与下列哪项兴奋传递特征有关(　　)

A. 中枢延搁　　B. 总和

C. 后放　　D. 对内环境变化的敏感性

19. 手指被针刺时，肱二头肌收缩而肱三头肌舒张，与下列哪项有关(　　)

A. 回返性抑制　　B. 前馈抑制

C. 传入侧支性抑制　　D. 突触前抑制

20. 突触前抑制产生是由于突触前膜(　　)

A. 产生超极化　　B. 递质耗竭

C. 释放抑制性递质　　D. 兴奋性递质释放减少

21. 下丘脑是较高级的(　　)

A. 交感神经中枢　　B. 副交感神经中枢

C. 躯体运动中枢　　D. 内脏活动调节中枢

22. 丘脑的非特异投射系统的主要作用是(　　)

A. 引起触觉
B. 引起牵涉痛
C. 调节内脏活动
D. 维持和改变大脑皮层的兴奋状态

23. 丘脑的特异投射系统的主要作用是(　　)
A. 引起特定的感觉　　B. 维持觉醒
C. 调节内脏功能　　D. 协调平衡

24. 躯体的感觉代表区主要在(　　)
A. 颞横回　　B. 中央后回
C. 枕叶皮层　　D. 额叶

25. 下列哪部分在躯体感觉代表区所占面积最大(　　)
A. 背部　B. 大腿　C. 口　D. 眼

26. 左侧大脑皮层中央后回受损后，躯体感觉障碍的部位是(　　)
A. 左半身　　B. 右半身
C. 左侧头面部　　D. 右侧头面部

27. 下列刺激不易引起内脏痛的是(　　)
A. 牵拉　B. 切割　C. 缺血　D. 痉挛

28. 牵涉痛是指(　　)
A. 内脏痛引起体表特定部位的疼痛或痛觉过敏
B. 肌肉和肌腱受牵拉时所产生的痛觉
C. 伤害性刺激作用于皮肤痛觉感受器引起的痛觉
D. 伤害性刺激作用于内脏痛觉感受器引起的痛觉

29. 下列关于运动单位的描述，正确的是(　　)
A. 1 块肌肉就是 1 个运动单位
B. 1 个运动反射是 1 个运动单位
C. 1 根神经支配的所有肌纤维构成 1 个运动单位
D. 1 个 α 运动神经元及其所支配的全部肌纤维构成 1 个运

动单位

30. 脊髓前角 γ 运动神经元的作用是(　)

A. 使梭外肌收缩

B. 维持肌紧张

C. 抑制牵张反射

D. 调节肌梭对牵拉刺激的敏感性

31. 当髌韧带被快速牵拉时膝关节屈曲属于(　)

A. 疲劳　　B. 腱反射

C. 肌紧张　　D. 腱器官兴奋

32. 脊髓前角运动神经元轴突末梢释放的递质是(　)

A. 多巴胺　　B. 乙酰胆碱

C. 5－羟色胺　　D. 去甲肾上腺素

33. 下列与去大脑僵直产生有关的是(　)

A. 抑制区活动增强　　B. 易化区活动增强

C. 出血导致痉挛　　D. 组织受到刺激

34. 人出现去大脑僵直现象，意味着病变已严重侵犯(　)

A. 大脑皮质　B. 丘脑　C. 脑干　D. 小脑

35. 基底神经节病变引起震颤麻痹的主要症状是(　)

A. 肌张力降低　　B. 感觉迟钝

C. 随意运动过多　　D. 静止性震颤

36. 下列**不属于**小脑的功能的是(　)

A. 调节情绪　　B. 维持身体平衡

C. 维持姿势　　D. 调节肌紧张

37. 人的小脑受损伤后，肌紧张会出现(　)

A. 增强　　B. 降低

C. 不变　　D. 先增强，后降低

38. 小脑的哪部分主要与身体平衡维持有关(　)

A. 前庭小脑　　B. 脊髓小脑

C. 皮层小脑　　　　　　　　D. 小脑全部

39. 下列关于小脑受损后的症状的描述，错误的是(　　)

A. 静止性震颤　　　　　　　B. 意向性震颤

C. 动作协调障碍　　　　　　D. 肌张力减退

40. 副交感神经兴奋可引起(　　)

A. 瞳孔缩小　　　　　　　　B. 逼尿肌舒张

C. 肠蠕动减弱　　　　　　　D. 心收缩力增强

二、判断题（正确的填A，错误的填B）

1. 温度越高神经传导速度越快。(　　)

2. 化学性突触可以双向传递信息。(　　)

3. 1个神经细胞轴突末梢只能释放1种递质。(　　)

4. 在中枢和外周的递质中都有乙酰胆碱。(　　)

5. β_2 受体主要分布在皮肤内脏。(　　)

6. 化学性突触传递对内环境变化敏感。(　　)

7. 突触前抑制时，突触前膜产生了超极化。(　　)

8. 丘脑的非特异核团与特定感觉的形成有关。(　　)

9. 大脑皮层躯体感觉代表区中，躯干的投射面积最大。(　　)

10. 小肠在受到切割时可产生剧痛。(　　)

三、填空题

1. 神经元的主要功能是______和______。

2. 神经纤维传导兴奋的特征主要有________、________、________和________。

3. 化学性突触可分为____________突触和____________突触两类。

4. 电突触传递的结构基础是______，该处传递方向一般是______的，其传递速度______。

5. 神经元之间的联系方式可分为______、______和______

三种。

6. 能与乙酰胆碱特异性结合的受体称为______受体，根据其药理学特性，该种受体又可分为______和______两类。

7. 突触后抑制可分为______抑制和______抑制两种。

8. 丘脑的核团分为______、______和______三大类。

9. 皮肤痛觉可分为______和______两种。

10. 脊髓离断时，断面以下的躯体感觉______消失，而断面以下的脊髓反射______消失。

四、名词解释

1. 神经的营养性作用　2. 后放　3. 去大脑僵直　4. 牵涉痛　5. 运动单位　6. 脊休克　7. 牵张反射

五、问答题

1. 试述中枢神经系统内兴奋传递的特征。

2. 试述化学性突触传递的过程。

3. 试述特异投射系统与非特异投射系统的概念、特点及功能。

4. 试述大脑皮层第一体感区和运动区的功能特点。

第九章　能量代谢和体温

一、单项选择题

1. 下列哪种物质既是重要的储能物质又是直接供能物质(　　)

A. 糖原　B. ATP　C. 脂肪酸　D. 葡萄糖

2. 体温调节的基本中枢位于(　　)

A. 大脑皮层运动区　B. 视前区－下丘脑前部

C. 下丘脑　D. 脑干网状结构

3. 能量代谢最稳定的环境是(　　)

A. 0℃～10℃　B. 10℃～20℃

C. 20℃～30℃　　D. 30℃～40℃

4. 寒冷环境中，皮肤温度变化最小的部位是(　)

A. 上肢　B. 下肢　C. 躯干　D. 头部

5. 通过呼吸道呼出水分属于(　)

A. 辐射散热　　B. 传导散热

C. 对流散热　　D. 不感蒸发

6. 下列关于能量代谢的描述，错误的是(　)

A. 肌肉活动对于能量代谢影响最大

B. 脑组织代谢水平很高

C. 蛋白质为机体主要供能物质

D. 安静状态下，肝脏的能量代谢率最高

7. 下列哪些情况下基础代谢率最低(　)

A. 安静时　　B. 基础条件下

C. 清醒后未进食前　　D. 熟睡时

8. 基础代谢率的实测值与正常平均值相差多少时不属于病态(　)

A. ±10%～15%　　B. ±20%～25%

C. ±20%～30%　　D. ±30%

9. 下列不会影响体温生理波动的因素是(　)

A. 昼夜节律　　B. 性别差异

C. 年龄差异　　D. 身高体重差异

10. 受风速影响最大的散热方式是(　)

A. 辐射　B. 对流　C. 传导　D. 发汗

11. 环境温度高于皮肤温度时的散热方式是(　)

A. 辐射　B. 对流　C. 传导　D. 发汗

12. 冰帽降温的主要机理是增加(　)

A. 辐射　B. 对流　C. 传导　D. 发汗

13. 机体在安静状态下的主要散热方式是(　)

A. 辐射　　B. 对流　　C. 传导　　D. 发汗

二、判断题（正确的填 A，错误的填 B）

1. 机体能量的消耗主要用于维持体温。（　）
2. 肌肉活动对能量代谢的影响最为显著。（　）
3. 随着环境温度的升高，机体代谢率逐渐降低。（　）
4. 基础代谢率就是机体代谢率最低时的代谢率。（　）
5. 体温是指机体皮肤的温度。（　）

三、填空题

1. 体温是指机体的______温度，临床上常用______、______和______的温度来代替体温。

2. 人体的主要产热器官是______和______。

3. 调节体温的基本中枢在______，其主要部位是______。

4. 人体体温在一昼夜之中呈周期性波动：清晨 2～6 时体温最______，午后 1～6 时最______。

5. 人体的主要散热部位是____，散热方式主要有______、______、______和____四种。

四、名词解释

1. 能量代谢　2. 食物的特殊动力作用　3. 基础代谢率　4. 不感蒸发

五、问答题

1. 影响能量代谢的主要因素是什么？
2. 体温是如何维持相对恒定的？

第四编　病　理　学

绪　论

一、单项选择题

1. 临床病理工作中最常用的检查方法是（　　）

A. 细胞学检查　　B. 活体组织检查
C. 电镜检查　　D. 免疫组织化学检查

2. 病理生理学的研究重点是疾病过程中的(　)
A. 形态结构改变　　B. 功能代谢改变
C. 症状与体征改变　　D. 生命体征改变

二、判断题（正确的填 A，错误的填 B）

1. 在病理学的理论体系中，病理生理学着重研究患病机体的形态结构改变。(　　)

2. 由于动物与人体结构相似，因而动物实验结果可直接套用于人体。(　　)

三、填空题

1. 病理学主要从______角度、病理生理学主要从______角度研究疾病发生发展的规律。

2. 病理学与病理生理学是连接______和______之间的桥梁学科。

3. 病理学主要研究方法包括______、______、细胞学检查等。

四、名词解释

1. 尸检　2. 活检

第一章 疾病概论

一、单项选择题

1. 健康的概念是( )
A. 没有躯体疾病
B. 强健的体魄
C. 生理指标正常
D. 没有疾病，并有健全的身心状态及适应能力

2. 引起疾病的特异性因素称为( )
A. 疾病的原因 B. 疾病的内因
C. 疾病的外因 D. 疾病的诱因

3. 影响疾病发生发展的非特异性因素称为( )
A. 疾病的原因 B. 疾病的条件
C. 疾病的外因 D. 疾病的内因

4. 母体因妊娠早期感染风疹病毒致胎儿患先天性心脏病，后者的病因是( )
A. 生物性因素 B. 先天性因素
C. 遗传性因素 D. 营养性因素

5. 疾病的发展和转归取决于( )
A. 病因的种类 B. 病原体的数量与毒力
C. 机体抵抗力 D. 损伤与抗损伤力量的对比

6. 按照传统的死亡观念，临床死亡期是指( )
A. 心跳呼吸停止 B. 功能、代谢停止
C. 颅神经反射消失 D. 全脑功能丧失

7. 现代的死亡概念是( )
A. 脑死亡 B. 生物学死亡
C. 生理性死亡 D. 病理性死亡

8. 全脑功能永久性丧失称为( )

A. 濒死状态 B. 植物状态 C. 脑死亡 D. 临床死亡

9. 大脑皮层功能丧失，脑干功能尚存称为( )

A. 植物状态 B. 危重状态 C. 休克状态 D. 濒死状态

二、判断题（正确的填A，错误的填B）

1. 现代健康的含义是指人无论是在身体还是在精神上都没有疾病。( )

2. 症状是医生从病人身上检查所得到的客观征。( )

3. 一种疾病可以包含多种病理过程，而不同疾病也可能发生相同的病理过程。( )

4. 先天愚型的病因为先天性因素。( )

5. 同一种因素在一种疾病中可能是病因，而对另一种疾病则可能是条件。( )

三、填空题

1. 现代医学模式认为，健康不仅只是______健康，______也要健康，而且还要有对环境的适应能力，三者应取得和谐与统一。

2. 全脑功能永久性丧失称为____，如果大脑皮层功能丧失而脑干功能尚存称为____。

四、名词解释

1. 病因 2. 脑死亡

第二章 细胞和组织的适应、损伤及修复

一、单项选择题

1. 当尿路阻塞时，尿液在肾盂中潴留，引起肾体积增大，肾实质变薄，称为( )

A. 变性 B. 肥大 C. 萎缩 D. 增生

2. 骨折后，石膏长期固定患肢可出现( )

A. 营养不良性萎缩 B. 废用性萎缩

C. 压迫性萎缩　　D. 神经性萎缩

3. 由于物质代谢障碍，细胞内或间质中出现异常物质或正常物质数量异常增加，称为(　　)

A. 代偿　B. 适应　C. 变性　D. 坏死

4. 脂肪变性是指(　　)

A. 脂肪细胞内出现脂肪滴

B. 组织内出现脂肪细胞

C. 非脂肪细胞的细胞质内出现脂滴或脂滴增多

D. 脂肪组织中脂滴增多

5. 玻璃样变的好发部位不包括(　　)

A. 纤维结缔组织　　B. 细动脉壁

C. 细胞内　　D. 坏死组织

6. 活体内局部组织、细胞的死亡称(　　)

A. 变质　B. 变性　C. 坏死　D. 死亡

7. 判断细胞坏死的主要标志是下列哪项改变(　　)

A. 细胞膜　B. 细胞质　C. 细胞器　D. 细胞核

8. 坏死与坏疽的主要区别是(　　)

A. 病变部位不同　　B. 病变范围不同

C. 病变性质不同　　D. 有无腐败菌感染

9. 干性坏疽多发生于(　　)

A. 四肢末端　B. 肺　C. 肾　D. 脾

10. 下列无再生能力的是(　　)

A. 神经纤维　　B. 神经细胞

C. 肝细胞　　D. 表皮的基底细胞

11. 肉芽组织在光镜下主要由什么成分构成(　　)

A. 吞噬细胞

B. 成纤维细胞及胶原纤维

C. 新生毛细血管及成纤维细胞

D. 新生毛细血管及胶原纤维

12. 坏死组织逐渐被肉芽组织取代的过程称为(　　)

A. 纤维化　　B. 机化　　C. 钙化　　D. 分化

13. 一种分化成熟组织转变为另一种性质相似、分化成熟组织的过程称为(　　)

A. 化生　　B. 分化　　C. 机化　　D. 再生

14. 下列不属于化生的是(　　)

A. 柱状上皮变为复层鳞状上皮

B. 胃黏膜上皮变为肠型上皮

C. 肉芽组织变为瘢痕组织

D. 纤维组织变为骨组织

15. 坏死组织的细胞结构消失，但组织结构的轮廓存在为(　　)

A. 凝固性坏死　　B. 湿性坏疽

C. 干酪样坏死　　D. 液化性坏死

16. 肉芽组织填补创口将转变为(　)

A. 上皮组织　B. 瘢痕组织　C. 脂肪组织　D. 肌组织

17. 胃黏膜肠上皮化生属于(　　)

A. 组织适应　B. 组织损伤　C. 损伤修复　D. 异常增生

18. 下列有关坏疽的描述，错误的是(　)

A. 坏疽是一种坏死　　B. 坏疽易见于肝脏

C. 坏疽局部颜色变黑　　D. 坏疽分为干性、湿性和气性

二、判断题（正确的填 A，错误的填 B）

1. 骨折后，由于长期固定，引起患侧小腿肌肉的萎缩属于压迫性萎缩。(　)

2. 化生是指已分化成熟的细胞直接转变为另一种细胞。(　　)

3. 细胞核的改变是细胞坏死的主要形态标志。(　)

4. 干酪样坏死属于特殊类型的液化性坏死，是结核病的特征性病变。(　　)

5. 干性坏疽多发生于肢体末端。(　　)

6. 人体内不同组织的再生能力不同，神经细胞属于不稳定细胞，再生能力强。(　　)

7. 肉芽组织是新生毛细血管和成纤维细胞丰富的幼稚结缔组织，并伴有炎性细胞浸润。(　　)

三、填空题

1. 适应在形态上表现为肥大、增生、______和______。

2. 细胞坏死的主要标志表现为______、______和核溶解。

3. 坏死可以分为______、______与坏疽。

4. 肉芽组织在修复过程中的作用有______、______和填补组织缺损。

5. 干酪样坏死是______的一种特殊类型，表现为坏死很彻底，多见于______。

6. 坏死的结局有______、______、机化、包裹和钙化。

7. 坏疽分为______、______和气性三种类型。

四、名词解释

1. 萎缩　2. 增生　3. 肥大　4. 化生　5. 变性　6. 坏死　7. 肉芽组织　8. 坏疽　9. 机化　10. 溃疡　11. 脂肪变性

五、问答题

试述肉芽组织的形态特点及功能。

第三章　局部血液循环障碍

一、单项选择题

1. 局部组织、器官内动脉血输入量增多的状态称(　　)

A. 生理性充血　　B. 出血

C. 动脉性充血　　D. 静脉性充血

2. 大量放腹水后，腹腔细动脉反射性扩张而致的充血称(　　)

A. 生理性充血　　B. 炎性充血

C. 减压后充血　　D. 静脉性充血

3. 淤血组织或器官的主要病变是肉眼观(　　)

A. 体积增大，颜色暗红，切面湿润，温度降低

B. 体积增大，颜色鲜红，切面干燥，温度升高

C. 体积增大，颜色苍白，切面湿润，温度降低

D. 体积缩小，颜色暗红，切面湿润，温度降低

4. 心力衰竭细胞是指左心衰竭时出现的(　　)

A. 含脂褐色的心肌细胞

B. 脂肪变性的心肌细胞

C. 吞噬黑色素的巨噬细胞

D. 含有含铁血黄素的巨噬细胞

5. 左心衰引起淤血的器官是(　　)

A. 肺　　B. 肝　　C. 脾　　D. 下肢

6. 槟榔肝的形成是因为(　　)

A. 肝脂肪变性和肝血窦淤血交互存在

B. 结缔组织增生和肝脂肪变性交互存在

C. 肝淤血和出血交互存在

D. 肝细胞坏死和肝脂变交互存在

7. 血栓形成是指(　　)

A. 在活体心血管内，血小板聚集成固体质块的过程

B. 血栓脱落后引起栓塞的现象

C. 血管破裂后形成的血凝块

D. 在活体心血管内，血液成分形成固体质块的过程

8. 延续性血栓形成的顺序为(　　)

A. 白色血栓、红色血栓、混合血栓

B. 白色血栓、混合血栓、红色血栓
C. 红色血栓、混合血栓、白色血栓
D. 混合血栓、红色血栓、白色血栓

9. 血栓被肉芽组织取代的过程称( )
A. 血栓机化 B. 血栓愈合 C. 血栓再通 D. 血栓软化

10. 最常见的栓塞类型是( )
A. 血栓栓塞 B. 气体栓塞 C. 脂肪栓塞 D. 羊水栓塞

11. 股静脉血栓脱落后最终栓塞在( )
A. 肺动脉分支 B. 下肢静脉 C. 肾动脉 D. 肠系膜动脉

12. 来自门脉系的栓子常栓塞在( )
A. 肝动脉 B. 肝内门静脉分支
C. 肝静脉 D. 肠系膜静脉

13. 梗死后最易发生液化的器官是( )
A. 脑 B. 肠 C. 肾 D. 心脏

二、判断题（正确的填 A，错误的填 B）

1. 血栓形成是指在心脏或血管内血液成分形成固体质块的过程。( )

2. 动脉性充血又称为淤血。( )

3. 左心衰竭时常发生体循环淤血，右心衰竭时常发生肺循环淤血。( )

4. 槟榔肝就是慢性肝淤血。( )

5. 发生在微循环小血管内的血栓为白色血栓。( )

6. 静脉中延续性血栓的体部主要由红色血栓构成。( )

7. 右心体静脉栓子常栓塞于脾、肾、脑、下肢等口径与其相当的小动脉分支处。( )

8. 随血液流动阻塞血管的不溶性异物称为栓塞。( )

9. 贫血性梗死区的形状与器官的动脉分支有关，故脾、肾等的梗死灶呈不规则形。( )

三、填空题

1. 动脉性充血时，病变部位体积______，颜色______，温度升高。

2. 引起淤血的原因有______、______和心力衰竭。

3. 淤血的组织和器官的体积______，颜色______，温度降低。

4. 长期慢性淤血的后果有______，______，实质细胞萎缩、变性、坏死和淤血性硬化。

5. 血栓形成的条件有______、______和血液凝固性增高。

6. 静脉延续性血栓可分头部、______、______三部分。

7. 根据血栓的形态，可将血栓分为________、混合血栓、______、透明血栓四大类。

8. 血栓的结局有______、______、钙化。

9. 来自左心和体循环动脉系统的血栓栓子常栓塞在______，来自右心和体循环静脉系统的栓子最终栓塞在______。

10. 根据梗死区含血量的多少，可将梗死分为______和______。

四、名词解释

1. 淤血 2. 血栓形成 3. 栓塞 4. 出血 5. 梗死

五、问答题

1. 试述长期慢性淤血的后果。

2. 试述贫血性梗死和出血性梗死的形成条件。

第四章 炎 症

一、单项选择题

1. 关于炎症的概念，正确的表述是(　　)

A. 具有血管系统的活体组织对致炎因子所发生的以防御为主的反应

B. 损伤引起的细胞变性、坏死

C. 机体对损伤因子发生的清除反应

D. 损伤引起的血管反应

2. 炎症反应的本质是(   )

A. 血管对致炎因子的反应 B. 炎细胞对致炎因子的反应

C. 机体以防御为主的反应 D. 机体对损伤的修复

3. 炎症最常见的原因是(   )

A. 生物性因子 B. 物理性因子

C. 化学性因子 D. 异常免疫反应

4. 炎症局部的基本病理变化是(   )

A. 变性、坏死、渗出 B. 变性、渗出、增生

C. 变性、渗出、再生 D. 变质、渗出、增生

5. 炎症时，各种白细胞从血管内渗出，聚集在炎症局部组织间隙中的现象称为(   )

A. 白细胞扩散 B. 白细胞趋化

C. 白细胞边集 D. 炎细胞浸润

6. 化脓性炎是指大量(   )渗出伴有组织坏死和脓液形成的炎症

A. 嗜酸性粒细胞 B. 淋巴细胞

C. 单核细胞 D. 中性粒细胞

7. 具有较强吞噬功能，能吞噬较大病原体、异物等的炎细胞是(   )

A. 浆细胞 B. 淋巴细胞

C. 巨噬细胞 D. 中性粒细胞

8. 烫伤时形成的水疱属于(   )

A. 浆液性炎 B. 化脓性炎

C. 纤维素性炎 D. 出血性炎

9. 脓细胞是指(   )

A. 脓液中的所有细胞

B. 炎症灶中的白细胞

C. 变性、坏死的中性粒细胞

D. 变性、坏死的实质细胞

10. 深部脓肿向表面蔓延形成一个向外排脓的盲管称为(　　)

A. 溃疡　　B. 空洞　　C. 窦道　　D. 瘘管

11. 细菌进入血液中大量繁殖，引起全身中毒症状称为(　　)

A. 毒血症　　B. 菌血症　　C. 败血症　　D. 病毒血症

二、判断题（正确的填 A，错误的填 B）

1. 只有具有血管系统的活体组织才会发生炎症。(　　)

2. 理化因子是最常见的致炎因子。(　　)

3. 变质是炎症最具特征性的变化。(　　)

4. 引起炎症时液体渗出的主要原因是血管壁通透性增高。(　　)

5. 不同白细胞游走的能力不同，其中巨噬细胞游走能力最强，游出最早、移动最快。(　　)

6. 致炎因子不同，所游出的白细胞种类也不同，病毒感染时以中性粒细胞为主。(　　)

7. 任何炎症都在一定程度上包含变质、渗出、增生三种基本病变。(　　)

8. 发生在黏膜的化脓性炎又称为假膜性炎。(　　)

9. 脓肿为局限性的化脓性炎伴脓腔形成，主要由大肠杆菌引起。(　　)

10. 蜂窝织炎是指发生在疏松组织的弥漫性纤维素性炎。(　　)

11. 慢性炎症局部主要病变是增生性变化，常以淋巴细胞及浆细胞浸润为主。(　　)

三、填空题

1. 炎症的原因有______、______及异常免疫反应。

2. 炎症的基本病理变化是______、______和增生。

3. 炎症过程中，局部组织发生的______和______称为变质。

4. 炎症是机体对致炎因子所发生的______为主的反应，其中心环节是______。

5. 炎症的渗出过程包括血流动力学改变、____和____。

6. 炎症所致血管扩张、血流量增多称为____，白细胞从血管内渗出，聚集在组织间隙中的现象称为____。

7. 游出白细胞向某些化学刺激物所在部位做定向移动称为______；其吞噬和消化病原体及组织崩解碎片的过程称为__________。

8. 人体内的吞噬细胞主要有______和______。

9. 急性炎症中常见的炎细胞是____，慢性炎症中常见的炎症细胞是____和浆细胞。

10. 变质性炎是以组织细胞的______和______为主要病变的炎症。

11. 炎症常见的全身反应有______、______、单核巨噬细胞系统增生。

12. 按病程分类，炎症有超急性炎症、______、亚急性炎症和______四种类型。

13. 按基本病变分类，炎症有______、______和增生性炎症。

14. 假膜性炎是发生于______的______，伴有假膜形成。

15. 绒毛心是发生于______的______。

16. 化脓性炎是以大量______渗出，并伴有不同程度的________和脓液形成的炎症。

17. 根据化脓性炎症发生的原因和部位不同，分为______、______、表面化脓和积脓三种类型。

18. 脓肿是______的化脓性炎伴有______形成。

19. 深部脓肿出现一个开口的排脓管道，称为____；若出现两个开口且相通的排脓管道则称为____。

20. 炎症的蔓延扩散主要有局部蔓延、______和______。

四、名词解释

1. 炎症 2. 化脓性炎 3. 变质 4. 假膜性炎 5. 绒毛心 6. 脓细胞 7. 脓肿 8. 蜂窝织炎 9. 肉芽肿性炎 10. 炎性息肉

五、问答题

1. 试述炎症过程中液体渗出的概念和意义。
2. 试述炎症的临床表现和结局。
3. 比较急、慢性炎症的病理特点。
4. 常见的渗出性炎症有哪些？各有什么特点？

第五章 肿 瘤

一、单项选择题

1. 良、恶性肿瘤的根本区别在于(　　)

A. 生长部位　　B. 肿瘤细胞的异型性

C. 有无完整包膜　　D. 间质的多少

2. 人们一般所称的“癌症”是指(　　)

A. 起源于上皮组织的恶性肿瘤

B. 起源于间叶组织的恶性肿瘤

C. 良、恶性肿瘤的统称

D. 所有的恶性肿瘤

3. 起源于上皮组织的恶性肿瘤称(　　)

A. 癌症　　B. 类癌　　C. 癌　　D. 肉瘤

4. 起源于纤维组织的恶性肿瘤称为(　　)

A. 恶性纤维瘤　　B. 纤维肉瘤

C. 纤维癌　　D. 纤维瘤恶性变

5. 癌的转移方式主要为(　　)

A. 血道转移　　B. 淋巴道转移

C. 种植性转移　　D. 神经束衣转移

6. 癌与肉瘤的根本区别在于(　　)

A. 发生的年龄　　B. 转移途径

C. 生长的速度　　D. 组织来源

7. 原位癌是(　　)

A. 原发部位的癌

B. 癌细胞仅在上皮层内，没突破基底膜的癌

C. 非典型增生

D. 早期癌

8. 恶性肿瘤细胞分化程度越高，说明(　　)

A. 恶性程度越高　　B. 危害性越大

C. 转移越早　　D. 异型性越小

9. 下列应命名为癌的是(　　)

A. 起源于肌肉组织的恶性肿瘤

B. 起源于脂肪组织的恶性肿瘤

C. 起源于骨组织的恶性肿瘤

D. 起源于上皮细胞的恶性肿瘤

10. 癌前病变的正确说法是(　　)

A. 具有癌变潜在可能性的良性肿瘤

B. 具有癌变潜在可能性的良性病变

C. 已发生癌变的良性病变

D. 癌变前的肿瘤

11. 下列是癌前病变的是(　　)

A. 炎性假瘤　　B. 慢性萎缩性胃炎

C. 肉芽肿　　D. 皮下脂肪瘤

12. 肉瘤是(　)

A. 由平滑肌发生的恶性肿瘤

B. 由间叶组织发生的良性肿瘤

C. 由间叶组织发生的恶性肿瘤

D. 由上皮组织发生的恶性肿瘤

二、判断题（正确的填 A，错误的填 B）

1. 癌是恶性肿瘤的统称。(　　)

2. 恶性肿瘤与正常组织相差甚远，其分化程度高，异型性大。(　　)

3. 浸润性生长是大多数良性肿瘤的生长方式。(　)

4. 局部压迫和阻塞是良性肿瘤对机体的主要影响。(　)

5. 某些具有癌变潜能的恶性病变称为癌前病变。(　)

6. 慢性萎缩性胃炎属于一种癌前病变。(　)

7. 扩散是恶性肿瘤的生物学特征之一。(　)

8. 上皮全层发生癌变，但癌细胞尚未突破基底膜，称为原位癌。(　　)

三、填空题

1. 肿瘤组织是由______和______两部分构成的。

2. 根据肿瘤的实质形态来识别肿瘤的______，根据分化程度来判断肿瘤的______。

3. 肿瘤的异型性包括______和______两个方面。

4. 肿瘤的异型性与分化成熟程度有密切关系，瘤细胞分化程度越高，说明异型性______；瘤细胞分化程度越低，说明异型性______。

5. 肿瘤的生长方式有______、______和外生性生长三种。

6. 恶性肿瘤的转移途径有______、______和种植性转移。

7. 肿瘤的命名原则一般是根据______和______来命名。

8. 起源于上皮组织的恶性肿瘤称为______，起源于间叶组织的恶性肿瘤称为______。

9. 起源于鳞状上皮的恶性肿瘤称______，起源于骨组织的恶性肿瘤称____。

10. 良性肿瘤对机体的影响主要为______和______。

11. 起源于平滑肌组织的良性肿瘤称______，起源于肝细胞的恶性肿瘤称______。

四、名词解释

1. 肿瘤 2. 异型性 3. 转移 4. 癌前病变 5. 原位癌 6. 癌 7. 肉瘤

五、问答题

1. 试述肿瘤的组织结构。

2. 试述肿瘤的生长方式和扩散方式。

3. 试比较良、恶性肿瘤的区别。

第六章 水 肿

一、单项选择题

1. 按水肿发生的器官组织分类，应排除(　　)

A. 皮下水肿　　B. 炎性水肿

C. 视乳头水肿　　D. 脑水肿

2. 钠水潴留发生的主要机制是(　　)

A. 肾血流重分布　　B. 肾小球－肾小管平衡失调

C. 肾小球滤过分数增高　　D. 肾小管重吸收增多

3. 判断隐性水肿较为敏感有效的办法是(　　)

A. 检查皮肤弹性　　B. 定期测量体重

C. 检测每日尿量　　D. 按压体表部位

4. 导致血管内外液体交换平衡失调的因素不包括(　　)

A. 毛细血管有效流体静压升高

B. 血浆胶体渗透压降低

C. 毛细血管壁通透性增加

D. 钠水潴留

二、判断题（正确的填 A，错误的填 B）

1. 细胞内过量液体积聚称为水肿。（　　）

2. 血管内外液体交换平衡失调，导致钠水潴留。（　　）

3. 水肿是一种独立的疾病。（　　）

4. 血浆胶体渗透压升高，可引起组织液生成增多。（　　）

三、填空题

1. 水肿的发生机制包括________和________。

2. 因组织液生成大于回流而引起水肿的基本机制在于________、________、毛细血管壁通透性增大和淋巴回流受阻。

3. 脑水肿所致的“高颅压综合征”的三大主征为________、恶心呕吐和__________。

4. __________内液体积聚过多称为水肿；________内液体积聚过多称为积水。

四、名词解释

1. 水肿　2. 积水

第七章　发　　热

一、单项选择题

1. 高温持续期的热代谢特点为(　　)

A. 以产热为主，体温逐步上升

B. 以散热为主，体温逐步下降

C. 产热与散热维持高水平平衡，体温保持高水平

D. 产热与散热失衡，体温呈大幅度波动

2. 体温下降期应特别注意防治(　　)

A. 大汗　　B. 脱水　　C. 消瘦　　D. 多尿

3. 具有发热这一病理过程的疾病是(　　)

A. 中暑　　B. 肺炎　　C. 甲亢　　D. 热射病

二、判断题（正确的填 A，错误的填 B）

1. 过热不是调节性体温升高。(　　)

2. 发热激活物可以来自体内或体外。(　　)

3. 中暑属于发热范畴。(　　)

三、填空题

1. 发热过程的三个时相分别是________、________与体温下降期。

2. 过热常见于产热过多、________与________等情况。

四、名词解释

发热

五、问答题

试述发热的发生机制。

第八章　休　克

一、单项选择题

1. 机体快速失血超过总血量多少可引起低血容性休克(　　)

A. 5%　　B. 10%　　C. 15%　　D. 20%

2. 失血性休克早期微循环灌流的特点是(　　)

A. 少灌少流、灌多于流　　B. 少灌少流、灌少于流

C. 少灌多流、灌少于流　　D. 多灌多流、灌多于流

3. 失血性休克早期可出现血管扩张的部位是(　　)

A. 胃肠　　B. 肾脏　　C. 皮肤　　D. 心脏

4. 失血性休克患者早期不会出现(　　)

A. 少尿　　B. 血压下降　C. 四肢冰冷　D. 面色苍白

5. 休克期血压进行性下降的主要原因是(　　)
A. 微循环障碍回心血量严重不足
B. 心功能不足心输出量明显减少
C. 交感神经先兴奋后转为抑制
D. 外周小动脉紧张度进行性降低
6. 休克的微循环淤血期组织灌流的特点是(　　)
A. 多灌多流、灌少于流　B. 多灌多流、灌多于流
C. 少灌少流、灌少于流　D. 多灌少流、灌多于流
7. 休克晚期并发 DIC 时组织灌流的特点是(　　)
A. 不灌不流　B. 少灌少流
C. 少灌多流　D. 多灌多流
8. 下列不属于休克的始动环节的是(　　)
A. 血容量减少　B. 心输出量降低
C. 外周血管容量扩大　D. 血管壁通透性增高

二、判断题（正确的填 A，错误的填 B）

1. 快速失血超过总血量的50%，即可引起休克。(　　)
2. 休克早期，组织呈缺血缺氧状态。(　　)
3. 失血失液性休克早期血压下降明显。(　　)
4. 注射青霉素引起的过敏性休克属于“冷休克”。(　　)

三、填空题

1. 休克发生的始动环节是血容量急剧减少、________和________。

2. 根据休克发生过程血流动力学和微循环变化规律，一般可将休克发展过程分为______期、________期和微循环衰竭期。

3. 休克早期微循环的血管持续痉挛，口径明显变小，毛细血管前、后阻力均增加，尤以______阻力增加更明显，因此出现微循环________。

四、名词解释

休克

五、问答题

1. 休克发病的始动环节有哪些？
2. 为什么休克早期血压无明显降低？
3. 试述休克早期的代偿意义。

第九章　肝性脑病

一、单项选择题

1. 肝性脑病的正确概念是指(　　)
A. 肝脏疾病并发脑水肿
B. 肝功能衰竭所致的昏迷
C. 肝功能衰竭所致的颅内高压综合征
D. 肝功能衰竭所致的神经、精神综合征
2. 肝性脑病早期主要表现为(　　)
A. 性格和行为异常　　B. 精神错乱
C. 扑翼样震颤　　D. 昏迷
3. 肝性脑病的发病机制最主要的学说是(　　)
A. 氨中毒学说　　B. 假性神经递质学说
C. 血浆氨基酸失衡学说　　D. γ－氨基丁酸学说
4. 血氨升高引起肝性脑病的机制主要是(　　)
A. 影响大脑皮质的兴奋传导过程
B. 使神经递质合成减少
C. 干扰脑组织能量代谢
D. 抑制性递质合成增加
5. 假性神经递质引起肝性脑病的机制是(　　)
A. 干扰脑的能量代谢　　B. 取代正常神经递质
C. 引起血浆氨基酸失衡　　D. 属于抑制性神经递质

6. 肝硬化患者发生肝性脑病最常见的诱因是( )

A. 感染 B. 便秘

C. 电解质紊乱 D. 上消化道出血

7. 上消化道出血诱发肝性脑病的主要机制是( )

A. 引起失血性休克

B. 脑组织供血不足

C. 肝损害加重，使氨清除减少

D. 血液中的蛋白质被肠道细菌分解，产氨增多

二、判断题（正确的填 A，错误的填 B）

1. 肝性脑病患者一定会有肝昏迷。( )

2. 去甲肾上腺素和多巴胺是假性神经递质。( )

3. 肝性脑病患者一定会有血氨升高。( )

三、填空题

1. 解释肝性脑病发病机制的主要学说有________、____________、血浆氨基酸失衡学说和 γ－氨基丁酸学说。

2. 肝性脑病时血氨升高的主要原因是__________和____________。

3. 血氨升高引起肝性脑病的机制为________、________和干扰神经细胞膜正常离子的转运。

四、名词解释

肝性脑病

五、问答题

为什么血氨升高会引起肝性脑病？

第十章 肾功能衰竭

一、单项选择题

1. 判断无尿的参考是 24 h 尿量少于( )

A. 100 mL B. 400 mL C. 800 mL D. 1000 mL

2. 判断少尿的参考是24 h尿量少于( )

A. 100 mL B. 400 mL C. 800 mL D. 1000 mL

3. 急性肾功能衰竭最危险的并发症是( )

A. 高钾血症 B. 氮质血症 C. 水中毒 D. 低钠血症

二、判断题(正确的填A,错误的填B)

1. 少尿是指24 h尿量小于100 mL。( )

2. 在少尿期一周内死亡的病例多由高血钾所致。( )

3. 慢性肾功能衰竭早期会出现夜尿和多尿。( )

4. 消化系统的变化是尿毒症患者最早出现的症状。( )

三、填空题

1. 急性肾功能衰竭的病因包括__________、__________和肾后性因素。

2. 少尿型急性肾功能衰竭按其发展过程分为__________、__________和恢复期。

3. 少尿是指每24 h尿量少于____mL,无尿是指每24 h尿量少于____mL。

四、名词解释

尿毒症

五、问答题

试述急性肾功能衰竭的少尿期尿的变化。

第十一章 心力衰竭

一、单项选择题

1. 下列符合心力衰竭的概念的是( )

A. 心肌收缩力减弱,心输出量减少

B. 心肌舒张障碍,心室顺应性降低

C. 心泵功能障碍,心输出量相应减少,不能满足机体代谢需要

D. 心肌供能不足，收缩性减弱，不能满足心肌代谢需要

2. 下列关于高输出量性心力衰竭的描述，错误的是(　　)

A. 心输出量较心力衰竭前有所降低

B. 心输出量可稍高于正常水平

C. 心输出量可满足机体代谢的需要

D. 常见于严重贫血、甲亢等疾病

3. 心力衰竭时，心脏的代偿反应不包括(　　)

A. 心率加快　　B. 心脏扩大

C. 血容量增加　　D. 心肌肥大

4. 左心衰竭的主要表现是(　　)

A. 肝脏肿大压痛　　B. 下肢水肿

C. 呼吸困难　　D. 胃肠淤血

5. 左心衰竭发生呼吸困难的主要机制是(　　)

A. 心肌缺血缺氧　　B. 肺淤血水肿

C. 回心血量减少　　D. 肺动脉高压

6. 右心衰竭的临床表现不包括(　　)

A. 下肢水肿　　B. 肝淤血肿大

C. 颈静脉怒张　　D. 呼吸困难

7. 下列哪种情况最常出现体循环静脉压升高(　　)

A. 左心衰竭　　B. 右心衰竭

C. 心源性休克　　D. 肝性脑病

二、判断题（正确的填 A，错误的填 B）

1. 心力衰竭发生时，心输出量绝对减少。(　　)

2. 右心衰竭可以引起下肢水肿。(　　)

3. 肺水肿是急性右心衰竭的最严重表现。(　　)

三、填空题

1. 心力衰竭按发生部位可分为______、______和全心衰竭。

2. 心力衰竭按发生速度可分为________和________。

3. 心力衰竭发生前心脏代偿反应表现为______、______和心室重塑及心肌肥大。

4. 左心衰竭时可导致________循环淤血，主要临床表现是__________。

5. 右心衰竭时可导致________循环淤血，主要临床表现是__________。

6. 左心衰竭时可出现________、端坐呼吸和________三种表现形式的呼吸困难。

四、名词解释

心力衰竭

五、问答题

1. 试述心功能不全时心脏的代偿反应。

2. 左心衰竭患者为什么会出现夜间阵发性呼吸困难?

第十二章　呼 吸 衰 竭

一、单项选择题

1. 呼吸衰竭通常是由下列哪项功能严重障碍引起的(　　)

A. 外呼吸功能　　B. 内呼吸功能

C. 血液携氧功能　　D. 氧的弥散功能

2. 任何呼吸衰竭均可出现(　　)

A. PaO_2 降低　　B. $PaCO_2$ 升高

C. PaO_2 升高　　D. $PaCO_2$ 降低

二、判断题（正确的填 A，错误的填 B）

1. 呼吸衰竭是指由于内呼吸功能严重障碍，导致动脉血氧分压降低，伴有或不伴有动脉血二氧化碳分压增高的病理过程。(　　)

2. 动脉血氧分压降低是呼吸衰竭的必备指标。(　　)

3. 呼吸衰竭时可合并肾功能衰竭，此时肾功能没有明显的器质性病变。(　)

三、填空题

1. 呼吸衰竭的发生机制是由于______功能障碍和______功能障碍。

2. 弥散障碍主要是由于______或______而引起的气体交换障碍。

3. CO_2 弥散速度比 O_2 大，弥散障碍引起的呼衰患者通常只有____降低，没有____升高。

四、名词解释

呼吸衰竭

第五编　医学微生物学

第一章　细　　菌

一、单项选择题

1. 下列关于细菌的描述，正确的是(　)

A. 测量细菌大小的单位是微米

B. 无典型的细胞结构

C. 细胞核分化程度高

D. 只能在活细胞内生长繁殖

2. 细菌细胞壁的主要功能是(　)

A. 维持细菌的外形　　B. 呼吸作用

C. 参与物质交换　　D. 生物合成与分泌

3. 革兰氏阳性菌细胞壁的特点是(　)

A. 较疏松　　B. 肽聚糖含量多

C. 无磷壁酸　　D. 脂类含量多

4. 革兰氏阴性菌细胞壁的特点是(　)

A. 较坚韧　B. 肽聚糖含量多

C. 有磷壁酸　D. 有脂多糖

5. 下列不是革兰染色的意义的是(　　)

A. 细菌分类　B. 选择治疗药物

C. 鉴定细菌依据　D. 制作菌苗用于预防

6. 具有黏附作用的细菌结构是(　　)

A. 细胞膜　B. 荚膜　C. 菌毛　D. 鞭毛

7. 细菌结构中最耐热的是(　　)

A. 芽孢　B. 鞭毛　C. 荚膜　D. 中介体

8. 内毒素的化学成分是(　　)

A. 脂多糖　B. 脂蛋白

C. 磷壁酸　D. 肽聚糖

9. 与细菌侵袭力无关的物质是(　　)

A. 荚膜　B. 菌毛　C. 鞭毛　D. 芽孢

10. 下列关于外毒素特性的描述，错误的是(　　)

A. 主要由革兰阳性菌产生　B. 抗原性强

C. 可脱毒制备类毒素　D. 耐热

11. 细菌致病性的强弱主要取决于细菌的(　　)

A. 细胞壁　B. 侵袭力和毒素

C. 侵入部位　D. 芽孢

12. 外毒素的化学成分为(　　)

A. 蛋白质　B. 脂肪

C. 糖　D. 脂多糖

13. 内毒素的毒性作用不包括(　　)

A. 发热

B. 白细胞反应

C. 选择性作用于靶细胞，引起特殊症状

D. 休克

二、判断题（正确的填 A，错误的填 B）

1. 细菌形体微小，测量细菌大小的单位是厘米。(　　)
2. 革兰染色阳性反应的细菌镜下观察菌体呈红色。(　　)
3. 肽聚糖是细菌细胞壁的主要成分。(　　)
4. 芽孢是细菌的繁殖方式。(　　)
5. 外毒素的化学成分是脂多糖。(　　)

三、填空题

1. 构成细菌侵袭力的物质包括______和______。

2. 细菌毒力指致病菌致病能力的强弱程度，由______和______构成。

3. 内毒素的毒性作用包括______、______、内毒素性休克和 DIC。

4. 内毒素的化学成分是____，外毒素的化学成分是____。

5. 可用甲醛脱毒制备类毒素的是______，甲醛的作用是改变其毒性，保留了______。

四、名词解释

1. 内毒素　　2. 外毒素　　3. 败血症

五、简答题

1. 简述内毒素与外毒素的主要区别。
2. 简述细菌致病性与哪些因素有关。

第二章　病　　毒

一、单项选择题

1. 下列生物属于病毒的是(　　)

A. 痢疾杆菌　B. 结核杆菌　C. 噬菌体　D. 肺炎球菌

2. 下列不属于病毒特点的是(　　)

A. 个体微小，要用电子显微镜才能观察到

B. 没有细胞结构

C. 在寄主细胞里进行繁殖

D. 可以独立生活

3. 病毒显著区别于其他生物的特征是(　　)

A. 感染性　　B. 独特的繁殖方式

C. 体积微小　　D. 细胞内寄生

4. 下列生物没有细胞结构的是(　　)

A. 葡萄球菌　B. 黄曲霉菌　C. 真菌　D. 肝炎病毒

5. 噬菌体属于(　　)

A. 细菌病毒　B. 动物病毒　C. 植物病毒　D. 人类病毒

6. 病毒生活的环境必须是在(　　)

A. 水中　　B. 空气中

C. 土壤中　　D. 活着的细胞中

二、判断题（正确的填 A，错误的填 B）

1. 病毒只含有一种核酸：DNA 或是 RNA。(　　)

2. 病毒没有细胞结构，只有由核酸组成的外壳和蛋白质组成的核心。(　)

3. 病毒可以离开寄生的细胞而独立生活。(　　)

三、填空题

1. 病毒的化学组成主要是______和______。

2. 病毒没有细胞结构，只有蛋白质组成的______和由核酸组成的______。

3. 专门寄生在______细胞里的病毒叫噬菌体。

4. 病毒只含有一种核酸，即______或________。

四、名词解释

1. 病毒　2. 垂直传播　3. 干扰素

五、简答题

简述病毒感染的传播方式。

参考答案

第一编 人体解剖学

绪 论

一、单项选择题

1. D 2. B 3. D

二、填空题

1. 垂直，矢状，冠状 2. 上，下，前（或腹侧），后（或背侧）

三、名词解释

1. 由几种不同的组织构成、具有一定形态和功能的结构，称为器官，如心、肝、肺、肾等。

2. 从前后方向，将人体或器官纵切为左、右两部分的切面，称为矢状面。

3. 冠状面也称额状面，即与矢状面垂直，从左右方向，将人体纵切为前、后两部分的切面。

第一章 运动系统

骨 学

一、单项选择题

1. C 2. B 3. D 4. B 5. C 6. A 7. C 8. B 9. C 10. B 11. A 12. C 13. D 14. B 15. C 16. A 17. A 18. C 19. A 20. A 21. A 22. B 23. B 24. C

二、判断题

1. A 2. A 3. B 4. A 5. B 6. A 7. B

三、填空题

1. 躯干骨，颅骨，上肢骨，下肢骨 2. 骨质，骨膜，骨髓 3. 长骨，短骨，扁骨，不规则骨 4. 红骨髓，黄骨髓，红骨髓 5. 胸骨柄，胸骨体，剑突 6. 顶骨，颞骨，额骨，枕骨，蝶骨，筛骨 7. 骨，骨连结，骨骼肌 8. 髂骨，坐骨，耻骨 9. 额窦，上颌窦，筛窦，蝶窦

四、名词解释

1. 颅的侧面、颧弓上方的颞窝内，有额骨、顶骨、颞骨、蝶骨的会合处，称为翼点。

2. 胸骨体与胸骨柄相接处形成突向前方的横行隆起，称为胸骨角，两侧平对第2肋，为计数肋的标志。

3. 额骨与顶骨之间的骨缝为冠状缝。

五、问答题

答：（1）椎骨的一般形态：每个椎骨都由椎体、椎弓和突起构成。椎体为椎骨的前部，呈短圆柱状。椎弓是椎体后方的弓状骨板。上、下两个椎骨的椎弓根围成椎间孔，椎弓与椎体围成椎孔。全部椎骨的椎孔连成椎管。突起包括两侧伸出1对横突，向上伸出1对上关节突，向下伸出的1对下关节突，向后伸出单一的棘突。

（2）各部椎骨的主要特征：①颈椎椎体较小，椎孔较大，横突有一横突孔。②胸椎椎体侧面和横突上都有肋凹，且棘突伸向后下呈叠瓦状。③腰椎椎体肥厚，棘突平直伸向后方。④骶骨略呈三角形，底的前缘向前突出，称为岬；骶骨的两侧有耳状的关节面；骶骨前面有4对骶前孔；后面有4对骶后孔。⑤尾骨略呈三角形，底朝上，尖向下，下端游离。

骨 连 结

一、单项选择题

1. D 2. D 3. C 4. B 5. B 6. B 7. C 8. C 9. D 10. D 11. B 12. C 13. D 14. D 15. B 16. C 17. B 18. B 19. D 20. C 21. D

二、判断题

1. B 2. A 3. B 4. A 5. A 6. B 7. B 8. A 9. A 10. A

三、填空题

1. 关节面，关节腔 2. 韧带，关节软骨 3. 纤维层，滑膜层 4. 大骨盆，小骨盆 5. 左、右髋骨，骶骨 6. 胸椎，肋

四、名词解释

1. 骨与骨的间接连结又称关节，其特点是两骨之间借膜性囊互相连结，其间具有腔隙，有较大的活动性。

2. 关节腔是由关节囊滑膜和关节软骨共同围成的密闭窄隙，其内有少量滑液。

3. 椎间盘是连接上、下两个椎体的纤维软骨盘，由纤维环和髓核构成。

4. 第 8～10 对肋软骨依次连于上一个肋软骨形成一对肋弓。

五、问答题

1. 答：关节的主要结构包括关节面、关节囊和关节腔。关节面是两骨互相接触的光滑面，通常有一关节头和一关节窝，关节面上覆盖有一层关节软骨。关节囊附着于关节面周缘及附近的骨面上，封闭关节腔，外层为纤维层，内层为滑膜层。关节腔是由关节囊滑膜和关节软骨共同围成的密闭窄隙，其内有少量滑液。

2. 答：肩关节由肩胛骨关节盂和肱骨头构成。主要结构特点是：①肱骨头大，关节盂小而浅。②肩关节囊薄而松弛，囊内有肱二头肌长头腱通过。肩关节可作屈和伸、外展和内收、旋内

和旋外运动，此外还可作环转运动。

3. 答：膝关节由股骨内、外侧髁和胫骨内、外侧髁和髌骨共同构成。主要结构特点是：①为人体最大、最复杂的关节。②关节囊广阔松弛，各部厚薄不一。囊的两侧壁有韧带加强。③关节囊内有牢固连接于股骨和胫骨之间的前、后交叉韧带，防止胫骨前移和后移。④关节囊内有半月板，周缘厚而内缘薄，下面平而上面凹陷。半月板加深了关节窝的深度，从而加强了膝关节的稳固性，同时在跳跃和剧烈运动时可起缓冲作用。

4. 答：髋关节由股骨头与髋臼构成。主要结构特点是：①髋臼及其周缘的髋臼唇可容纳股骨头的2/3。②关节囊紧张又坚韧。髋关节可作屈和伸、外展和内收、旋内和旋外运动，此外还可作环转运动。

5. 答：男女骨盆的主要差别是：①骨盆外形：男性窄而长，女性宽而短。②骨盆上口：男性较小，近似桃形；女性较大，近似圆形。③骨盆腔的形态：男性形似漏斗；女性呈圆桶状。④耻骨弓的角度：女性较男性大。

肌 学

一、单项选择题

1. C 2. A 3. B 4. B 5. A 6. B 7. C 8. D 9. A 10. D 11. C 12. C

二、判断题

1. A 2. B 3. A 4. B 5. B 6. A 7. A 8. B

三、填空题

1. 肌腱，肌腹 2. 筋膜，滑膜囊 3. 长肌，短肌，阔肌，轮匝肌 4. 平滑肌，心肌 5. 股四头肌 6. 腓肠肌，比目鱼肌

四、名词解释

1. 滑膜囊为一密闭的结缔组织扁囊，内有少量滑液。多位

于肌腱与骨面之间，可减少两者之间的摩擦，促进肌腱运动的灵活性。

2. 腱鞘为套在长腱周围的鞘管。多位于手足摩擦较大的部位，如腕部、踝部、手指掌侧和足趾跖侧等处。

五、问答题

1. 答：膈上有3个裂孔：①主动脉裂孔，有主动脉及胸导管通过。②食管裂孔，有食管和迷走神经通过。③腔静脉孔，有下腔静脉通过。膈的主要功能：①膈为主要的呼吸肌，引起吸气和呼气。②能增加腹压，助排便、呕吐及分娩等活动。

2. 答：肱二头肌起点端有两个头，长、短头均起自肩胛骨；止点为桡骨粗隆。主要作用为屈肘关节，此外，长头协助屈肩关节，并使已旋前的前臂作旋后动作。

3. 答：股四头肌有4个头，分别称为股直肌、股内侧肌、股外侧肌和股中间肌。其中，股直肌起自髂前下棘；其他3头均起自股骨。4个头向下形成一个腱，包绕髌骨，向下延续为髌韧带，止于胫骨粗隆。股四头肌是膝关节强有力的伸肌，股直肌还有屈髋关节的作用。

第二章　消化系统

一、单项选择题

1. A　2. D　3. A　4. B　5. D　6. D　7. B　8. A　9. D　10. A　11. A　12. B　13. D　14. D　15. C　16. B　17. D　18. C

二、判断题

1. B　2. A　3. B　4. A　5. A　6. A　7. B　8. B

三、填空题

1. 消化管，消化腺　2. 上消化道，下消化道　3. 口腔前庭，固有口腔　4. 腮腺，下颌下腺，舌下腺　5. 牙冠，牙根，牙颈　6. 乳牙，恒牙　7. 切牙，尖牙，前磨牙，磨牙　8. 鼻咽部，口咽部，喉咽部 9. 胆囊底，胆囊体，胆囊颈，胆囊管 10. 上部，降部，水平部，升部 11. 十二指肠，空肠 12. 降结肠，乙状结肠 13. 盲肠，阑尾，结肠，直肠，肛管 14. 胰头，胰体，胰尾

四、名词解释

1. 脏、壁腹膜相互移行所围成的间隙，称为腹膜腔。

2. 咽峡由腭垂、左右腭舌弓和舌根共同围成，是口腔通咽腔的门户。

3. 在幽门处，胃的环行肌特别增厚，形成幽门括约肌，黏膜在此处形成环形皱襞称为幽门瓣，具有防止肠内容物逆流入胃的作用。

4. 肝下面有略呈“H”形的左右两条纵沟和一条横沟，连接左、右纵沟的横沟为肝门，有门静脉、肝固有动脉、肝左右管、淋巴管和神经等出入。

五、问答题

1. 答：消化系统由消化管和消化腺两部分组成：①消化管由口腔至肛门，包括口腔、咽、食管、胃、小肠（又分为十二指肠、空肠及回肠）和大肠（包括盲肠和阑尾、结肠、直肠、肛管）等部分。②消化腺是分泌消化液的腺体，包括大消化腺和小消化腺两种。大消化腺有大唾液腺、肝和胰；小消化腺则位于消化管壁内，如食管腺、胃腺、肠腺等。

2. 答：食管全长有 3 个生理性狭窄：第一个狭窄位于咽与食管相续处；第二个狭窄位于食管与左主支气管交叉处；第三个狭窄位于食管穿过膈的食管裂孔处。

3. 答：胃的位置：胃中度充盈时，约 3/4 位于左季肋区，约 1/4 位于腹上区。胃的分部：贲门附近的部分为贲门部；自贲门向左上方膨起的部分称为胃底；胃的中间广大部分称为胃体；近于幽门的部分称为幽门部。

4. 答：肝外胆道包括胆囊和输胆管道。胆囊分为胆囊底、胆囊体、胆囊颈、胆囊管四个部分；输胆管道包括肝左、右管，肝总管，胆囊管和胆总管。

第三章 呼 吸 系 统

一、单项选择题

1. A 2. C 3. A 4. C 5. A 6. B 7. C 8. C 9. D

二、判断题

1. A 2. A 3. A 4. B 5. B 6. B 7. A 8. A 9. A

三、填空题

1. 鼻前庭，固有鼻腔 2. 上颌窦，额窦，筛窦，蝶窦 3. 前庭襞，声襞 4. 甲状软骨，环状软骨，会厌软骨，杓状软骨 5. 环状软骨 6. 水平裂，斜裂

四、名词解释

1. 脏、壁两层胸膜在肺根周围相互移行，围成完全封闭的胸膜腔，左右各一，互不相通，为负压，内有少量浆液。

2. 气管至第4、第5胸椎体交界处（相当胸骨角平面），分为左、右主支气管，分杈处称为气管杈。

3. 两侧声襞及两侧杓状软骨间的裂隙称为声门裂，声门裂是喉腔最狭窄的部位。

4. 肺内侧面中央为肺门，有主支气管、肺动脉、肺静脉、淋巴管及神经等出入。

五、问答题

1. 答：呼吸系统由肺外呼吸道和肺两大部分组成，包括鼻、咽、喉、气管、主支气管和肺等器官。主要功能是执行机体与外界间的气体交换。另外，鼻还有嗅觉功能，喉兼有发音功能。

2. 答：气管内异物易落于右主支气管。因为左主支气管长、细、较水平，而右主支气管短、粗、较垂直。

3. 答：胸廓由12个胸椎、1块胸骨和12对肋借关节和韧带连结而成。胸廓的内腔称为胸腔，容纳心、肺、气管和食管等结构。脏、壁两层胸膜之间密闭、狭窄、呈负压的腔隙为胸膜腔，是一潜在的腔隙，内仅有少量浆液。

第四章 泌尿系统

一、单项选择题

1. B 2. C 3. D 4. B 5. C 6. A 7. A

二、判断题

1. A 2. A 3. B 4. A 5. B 6. A

三、填空题

1. 肾小体，肾小管 2. 肾，输尿管，膀胱，尿道 3. 皮质，髓质

四、名词解释

1. 肾内侧缘中央部凹陷称肾门，有肾静脉、肾动脉、肾盂、淋巴管和神经等出入。

2. 由肾门深入肾实质之间的腔隙称肾窦，窦内容纳肾盏、肾盂、肾血管及脂肪组织等。

3. 肾锥体的尖端钝圆，伸向肾门，称为肾乳头。

五、问答题

1. 答：输尿管分为腹段、盆段和壁内段。输尿管有3处狭窄：第一狭窄在肾盂与输尿管移行处；第二狭窄在小骨盆上缘，输尿管跨过髂血管处；第三狭窄在穿过膀胱壁处。

2. 答：肾实质分为皮质和髓质两部分。肾皮质在肾实质的浅层，主要由肾小体和肾小管构成。肾髓质在肾实质的深部，由肾锥体组成，锥体的底朝向皮质，锥体的尖端钝圆，伸向肾门，称为肾乳头，其顶端有许多乳头孔，肾形成的尿液由此流入肾小盏内。肾小盏围绕肾乳头，2～3个肾小盏合成一个肾大盏。由

肾大盏合成一个扁平漏斗形的肾盂。

3. 答：肾生成尿液→乳头孔→肾小盏→肾大盏→肾盂→输尿管→膀胱→尿道→尿道外口。

第五章 生 殖 系 统

一、单项选择题

1. A 2. C 3. A 4. D 5. A 6. A 7. A 8. C 9. B 10. A 11. B 12. B 13. B 14. C 15. B

二、判断题

1. A 2. A 3. B 4. B 5. A 6. A 7. B 8. B 9. A 10. B

三、填空题

1. 尿道海绵体部，尿道前列腺部，尿道膜部 2. 附睾头，附睾体，附睾尾 3. 附睾，输精管，射精管，尿道 4. 输卵管子宫部，输卵管峡，输卵管壶腹，输卵管漏斗 5. 输卵管峡，输卵管峡 6. 子宫底，子宫体，子宫颈

四、名词解释

1. 尿道前列腺部和膜部称为后尿道。

2. 尿道海绵体部称为前尿道。

3. 输卵管漏斗的周缘为许多指状突起，称为输卵管伞。

4. 子宫下端细圆的部分称为子宫颈。

五、问答题

1. 答：男性生殖系统包括内生殖器和外生殖器。内生殖器包括睾丸、输精管道和附属腺。输精管道包括附睾、输精管、射精管和尿道。附属腺包括精囊、前列腺和尿道球腺。外生殖器包括阴囊和阴茎。

2. 答：男尿道分 3 部：前列腺部、膜部和海绵体部。有 3 个狭窄：分别位于尿道内口、尿道膜部和尿道外口。有两个弯曲：耻骨下弯和耻骨前弯。

3. 答：子宫的固定装置包括：①子宫阔韧带，主要作用为限制子宫向侧方移位。②子宫圆韧带，主要作用为维持子宫前倾。③子宫主韧带，主要作用为防止子宫下垂。④骶子宫韧带，主要作用为维持子宫前屈。

4. 答：女性生殖系统包括内生殖器和外生殖器。内生殖器包括卵巢、输送管道和附属腺。输送管道包括输卵管、子宫和阴道。附属腺为前庭大腺。

第六章 循环系统

一、单项选择题

1. C 2. D 3. D 4. D 5. B 6. D 7. C 8. D 9. B 10. A 11. B 12. A 13. D 14. C 15. D 16. D 17. D 18. C 19. D 20. C 21. D 22. C 23. D 24. C 25. D 26. D 27. A 28. C 29. B 30. C 31. D 32. D 33. C 34. C

二、判断题

1. A 2. A 3. A 4. A 5. B 6. A 7. B 8. A 9. A 10. A 11. A 12. A 13. B 14. B

三、填空题

1. 心血管系统，淋巴系统 2. 动脉，静脉 3. 右心室，左心房 4. 左心室，右心房 5. 前室间沟，后室间沟 6. 三尖，二尖 7. 房间，室间 8. 升主动脉，主动脉弓，降主动脉 9. 纤维，浆膜 10. 右颈总动脉，右锁骨下 11. 压力，化学 12. 头臂干，左颈总动脉，左锁骨下动脉 13. 胸主动脉，腹主动脉 14. 主动脉弓，头臂干 15. 髂内动脉，髂外动脉 16. 髂外动脉 17. 左头臂静脉，右头臂静脉 18. 髂内静脉，髂外静脉

四、名词解释

1. 血液由心射出，经动脉、毛细血管和静脉，再返回心，周而复始，形成血液循环。可分为体循环和肺循环两部分。

2. 心包为包裹心和大血管根部的纤维浆膜囊，分为纤维心包和浆膜心包两部分。

3. 脏、壁两层浆膜心包在出入心的大血管根部相互移行，两层之间的腔隙称心包腔。

4. 窦房结位于上腔静脉与右心耳之间的心外膜的深面，呈椭圆形，是心自动节律性兴奋的发源地，即心的正常起搏点。

5. 颈内静脉和锁骨下静脉汇合而成头臂静脉，汇合处的夹角称为静脉角。

五、问答题

1. 答：（1）体循环途径：由左心室射出的动脉血注入主动脉，经各级动脉分支到达全身的毛细血管，再经小静脉、中静脉，最后经上、下腔静脉返回右心房。

（2）肺循环途径：由右心室射出的静脉血注入肺动脉，经肺动脉的各级分支到达肺泡周围的毛细血管网，然后经肺静脉返回左心房。

2. 答：经头静脉、贵要静脉→肱静脉→腋静脉→锁骨下静脉→头臂静脉→上腔静脉→右心房→右心室→肺动脉→左、右肺动脉及其分支→肺泡毛细血管。

3. 答：腹主动脉不成对的分支为腹腔干、肠系膜上动脉、肠系膜下动脉。腹腔干主要分布于胃、肝、胆、脾、胰、十二指肠和食管的腹腔段。肠系膜上动脉分支分布于十二指肠至横结肠的消化管和胰头。肠系膜下动脉分支分布于降结肠、乙状结肠和直肠的上、中部。

4. 答：肝门静脉由肠系膜上静脉和脾静脉汇合而成。引流范围：收集胃、小肠、大肠（到直肠上部）、胆、胰和脾的静脉血。

第七章 内分泌系统

一、单项选择题

1. C 2. A 3. B 4. D 5. A

二、判断题

1. A 2. A 3. A 4. B 5. B

三、填空题

1. 甲状腺，垂体 2. 腺垂体，神经垂体

四、问答题

答：内分泌系统按内分泌腺存在的形式分为两大类，即内分泌器官和内分泌组织。内分泌器官形态结构独立存在，肉眼可见，如甲状腺、甲状旁腺、肾上腺、垂体、胸腺和松果体等。内分泌组织是指内分泌细胞团块，分散在其他器官内，肉眼不可见，如胰腺的胰岛细胞、睾丸的间质细胞、卵巢内的卵泡和黄体以及胃肠道等处有内分泌功能的细胞组织。

第八章 感 觉 器

一、单项选择题

1. C 2. D 3. A 4. B 5. D 6. B 7. A 8. D 9. B 10. C 11. A 12. B 13. C 14. A 15. A 16. A 17. B 18. C 19. A 20. C 21. A 22. C 23. D 24. B 25. C 26. A

二、判断题

1. B 2. A 3. A 4. B 5. A 6. B

三、填空题

1. 角膜，巩膜 2. 眼球纤维膜，眼球血管膜，视网膜 3. 睫状体，脉络膜 4. 虹膜部，睫状体部，视部 5. 前庭，骨半规管，耳蜗 6. 锤骨，砧骨，镫骨

四、名词解释

1. 感受器是机体接受内外环境各种刺激的结构。

2. 感觉器由感受器及其附属器构成，包括视器、前庭蜗器和味器等。

3. 视神经盘即眼底的圆形隆起，由视网膜神经节细胞轴突汇聚而成，是视神经的起始部，并有视网膜中央血管出入。此处无感光能力，故称生理盲点。

4. 结膜是一层薄而透明的黏膜，覆盖在眼睑的后面与眼球的前面。结膜分为三部分，即睑结膜、球结膜和结膜穹隆。

五、问答题

1. 答：眼房是位于角膜和晶状体、睫状体之间的腔隙，被虹膜分隔为眼前房和眼后房。房水由睫状体产生后自眼后房经瞳孔入眼前房，然后由虹膜角膜角入巩膜静脉窦入眼静脉。眼房水有运输营养物质和代谢产物、折光和调节眼压的作用。

2. 答：眼球壁分三层：外膜称眼球纤维膜，包括角膜和巩膜；中膜称眼球血管膜，包括虹膜、睫状体和脉络膜；内膜为视网膜，分为虹膜部、睫状体部和视部。

第九章　神经系统

一、单项选择题

1. B　2. D　3. B　4. A　5. D　6. D　7. C　8. A　9. C　10. C　11. A　12. C　13. B　14. A　15. D　16. D　17. C　18. A　19. C　20. A　21. D　22. C　23. B　24. C　25. C　26. D　27. A　28. B　29. A　30. C

二、判断题

1. A　2. A　3. B　4. A　5. B　6. A　7. A　8. A　9. B　10. B　11. A　12. B　13. A　14. A　15. A

三、填空题

1. 椎管，枕骨大孔　2. 颈膨大，腰骶膨大　3. 外侧索　4. 传导功能，反射功能　5. 中枢神经系统，周围神经系统，躯体神经系统，内脏神经系统　6. 颈丛，臂丛，腰丛，骶丛　7. 延髓，脑桥，中脑　8. 上丘，下丘　9. 脑神经核，非脑神经核　10. 端脑，间脑，小脑，中脑，脑桥，延髓　11. 中央沟，外侧沟，顶枕沟　12. 小脑蚓，小脑半球　13. 连合纤维，联络纤维，投射纤维

四、名词解释

1. 在中枢神经白质内的灰质块内聚集了形态和功能相同的神经元胞体，称为神经核。

2. 在中枢神经内，神经元的胞体及其树突聚集的部位，色泽灰暗，称为灰质。

3. 在中枢神经内神经元轴突集中的地方，因多数轴突具有髓鞘，颜色苍白，称为白质。

4. 脑和脊髓称为中枢神经系统。

5. 在周围神经，神经元胞体集聚的地方，形状略膨大，称为神经节。

6. 在周围神经，神经纤维集合成粗细不等的集束，由不同数目的集束再集合成一条神经。

7. 在中枢神经白质内，起止、行程和功能相同的神经纤维集聚成束，称为纤维束或传导束。

8. 脊髓下端变细呈圆锥状，称为脊髓圆锥。

9. 每对脊神经前后根相连的1段脊髓，称为1个脊髓节段，脊髓分为31个节段。

10. 在横切面，每侧脊髓灰质前部扩大，称为前角。

11. 在横切面，每侧脊髓灰质后部狭细，称为后角。

12. 脊髓前后外侧沟之间的白质称为外侧索。

13. 小脑在外形上，可分中间的小脑蚓和两侧的小脑半球。两半球下面靠近小脑蚓的椭圆形隆起，称为小脑扁桃体。

五、问答题

1. 答：按其位置和功能的不同，神经系统可分为中枢神经系统和周围神经系统。中枢神经系统包括脑和脊髓，周围神经系统包括与脑相连的12对脑神经和与脊髓相连的31对脊神经。按分布的对象不同，神经系统可分为躯体神经系统和内脏神经系统。

2. 答：脊髓呈前后稍扁的圆柱形，有两个膨大，即颈膨大和腰骶膨大；下端变细呈圆锥状，称为脊髓圆锥。脊髓表面可见6条浅沟，即前正中裂、后正中沟、成对的前外侧沟和后外侧沟。

3. 答：脊髓由灰质和白质构成。灰质在内部，白质在周围。

在脊髓的横切面上，灰质呈“H”字形，其中间横行部分，称灰质连合，其中央有中央管，纵贯脊髓全长。每侧灰质前部扩大，称为前角，后部狭细，称为后角。从第1胸节段到第3腰节段，中间带向外侧突出，称为侧角。

每侧白质借脊髓的纵沟分成前索、后索和外侧索。前正中裂与前外侧沟之间称为前索，前、后外侧沟之间称为外侧索，后外侧沟与后正中沟之间为后索。

4. 答：脊神经含有四种纤维成分：①躯体感觉纤维，分布于皮肤、骨骼肌、腱和关节。②内脏感觉纤维，分布于心血管、内脏和腺体。③躯体运动纤维，分布于骨骼肌。④内脏运动纤维，支配平滑肌、心肌和腺体。

5. 答：大脑半球被3条较重要的沟分为5个叶，即三沟五叶。3条沟是中央沟、外侧沟和顶枕沟。5个叶是额叶、顶叶、枕叶、颞叶和岛叶。额叶在外侧沟以上和中央沟之前，顶叶在中央沟与顶枕沟之间，枕叶在顶枕沟以后，颞叶在外侧沟以下，岛叶在外侧沟的深处。

6. 答：脑神经共12对，其排列顺序为：Ⅰ嗅神经，Ⅱ视神经，Ⅲ动眼神经，Ⅳ滑车神经，Ⅴ三叉神经，Ⅵ展神经，Ⅶ面神经，Ⅷ前庭蜗神经，Ⅸ舌咽神经，Ⅹ迷走神经，Ⅺ副神经，Ⅻ舌下神经。

7. 答：大脑动脉环又称 willis 环，由前交通动脉、两侧大脑前动脉起始段、两侧颈内动脉末端、两侧后交通动脉和两侧大脑后动脉起始段，在颅底中央形成一动脉环路。此环使颈内动脉与椎 - 基底动脉沟通。当某一动脉血流减少或阻塞时，血液可经此环重新分配，得到一定的代偿。

第二编　组织胚胎学

第一章　细　　胞

一、单项选择题

1. D　2. C　3. D　4. B　5. D　6. C　7. B　8. A　9. C　10. C　11. A　12. D

二、判断题

1. A　2. B　3. B　4. A　5. A

三、填空题

1. 结构，功能　2. 细胞膜，细胞质，细胞核　3. 类脂，球状蛋白质　4. 细胞器　5. 游离核糖体，附着核糖体　6. 核糖体，粗面内质网，滑面内质网，粗面内质网　7. 单位膜，能量　8. 消化器，酸性水解酶　9. 核膜，核仁，染色质，核基质，染色质，染色体　10. DNA，蛋白质

四、名词解释

1. 细胞膜及某些细胞器的膜性结构，都具单位膜结构，又称为生物膜。

2. 液态镶嵌模型以液态的类脂双分子层为基架，其中镶嵌着不同生理功能的球状蛋白质。

3. 染色质的主要成分是 DNA 和蛋白质，在细胞间期核内分布不均匀，易被碱性染料着色，有常染色质与异染色质两种。

第二章 基本组织

上皮组织

一、单项选择题

1. B　2. C　3. A　4. C　5. C　6. C　7. D　8. D　9. C

二、判断题

1. B　2. B　3. B　4. B　5. A　6. B　7. B　8. A

三、填空题

1. 细胞，细胞间质　2. 被覆上皮，腺上皮　3. 游离，基底　4. 单层柱状，单层扁平　5. 单层扁平，单层扁平　6. 单层立方，变移　7. 腺，腺　8. 外分泌腺，内分泌腺　9. 微绒毛，纤毛，微绒毛，纤毛　10. 质膜内褶，基膜

四、名词解释

1. 形态功能相似的细胞和细胞间质有机结合在一起，称为组织，是构成机体器官的基本成分。

2. 分布在心、血管及淋巴管腔面的单层扁平上皮称为内皮。

3. 分布在胸膜、腹膜和心包膜表面的单层扁平上皮称为间皮。

4. 由腺细胞组成的以分泌功能为主的上皮称腺上皮。

5. 上皮细胞的细胞膜及细胞质向细胞表面伸展形成指状的突起，称为微绒毛，可增加细胞的表面积。

五、问答题

1. 答：被覆上皮的共同特征是：①细胞多间质少，被覆于体表或衬于体内管、腔及囊的内表面及部分器官的外表面。②上皮细胞呈极性分布，有游离面和基底面之分。③上皮组织无血管，有丰富的神经末梢。

根据上皮细胞的形态和层次，被覆上皮分为七种：单层扁平

上皮、单层立方上皮、单层柱状上皮、假复层纤毛柱状上皮、复层扁平上皮、复层柱状上皮、变移上皮。

2. 答：机体内以分泌功能为主的上皮称腺上皮。以腺上皮为主要结构成分的器官称腺。根据分泌物的排出方式不同，腺分外分泌腺和内分泌腺两种。

结缔组织

一、单项选择题

1. D　2. C　3. B　4. B　5. B　6. D　7. C　8. B

二、判断题

1. A　2. B　3. A

三、填空题

1. 细胞，细胞间质　2. 固有结缔组织，骨，软骨，血液　3. 疏松结缔组织，脂肪组织，致密结缔组织，网状组织，疏松结缔组织　4. 成纤维细胞，纤维，基质　5. 单核　6. 肥大细胞，浆细胞，B 淋巴　7. 胶原纤维，弹性纤维，网状纤维

四、问答题

答：疏松结缔组织的一般特点有：①细胞少，但种类多，散在间质中，无极性分布。②细胞间质多，纤维排列松散，基质含量较多。③含丰富的神经血管。

血　液

一、单项选择题

1. C　2. C　3. D　4. D　5. D　6. B　7. A　8. C　9. D

二、判断题

1. B　2. B　3. A　4. B

三、填空题

1. 血细胞，血浆　2. 纤维蛋白原　3. 双凹圆盘，细胞核，

细胞器，血红蛋白，O_2，CO_2 4. 有粒白细胞，无粒白细胞 5. 中性粒细胞，嗜酸性粒细胞，嗜碱性粒细胞 6. 细胞，体液 7. 大，强，巨噬 8. 少，嗜碱性颗粒 9. 多，核左移，核右移 10. 特殊，嗜天青

四、问答题

答：红细胞的形态结构特点是：成熟的红细胞呈双凹圆盘状，直径为7～8 μm。无细胞核及细胞器，胞体中充满大量血红蛋白。其功能是：具有结合 O_2 和 CO_2 的功能，以供给全身组织细胞所需要的 O_2，并带走 CO_2。

肌　组　织

一、单项选择题

1. B 2. D 3. C 4. B 5. B 6. D 7. B 8. D

二、判断题

1. A 2. A 3. B 4. B 5. B

三、填空题

1. 骨骼肌，心肌，平滑肌，骨骼肌，心肌，心肌，平滑肌 2. 肌原纤维，I，A，I 3. 肌膜，肌纤维，兴奋冲动 4. 终池，三联体 5. 短柱，分支，中央 6. 闰盘

四、名词解释

1. 肌纤维即肌细胞。因肌细胞形态呈细长纤维状，以适应肌细胞的舒缩功能，故称肌纤维。

2. 相邻两条Z线之间的一段肌原纤维称肌节。一个肌节包括一个完整的A带和与A相邻的两个1/2 I带，长2～2.5 μm。肌节是肌原纤维的结构和功能单位。

3. 闰盘是相邻两心肌细胞的连接结构。闰盘连接的横向部分为中间连接和桥粒，起牢固作用；纵向部分为缝隙连接，能传递冲动，使心肌产生同步收缩。

4. 肌膜向细胞内凹陷形成横小管。近横小管两侧的纵小管末端横向扩大形成终池。横小管及其两侧平行的终池，合称三联体。

神 经 组 织

一、单项选择题

1. B 2. B 3. B 4. C 5. B 6. C 7. B 8. D 9. D 10. C 11. D 12. A 13. D

二、判断题

1. B 2. B 3. A 4. A 5. B 6. A 7. A 8. B

三、填空题

1. 胞体，突起 2. 尼氏体，粗面内质网，游离核糖体，蛋白质 3. 神经原纤维，构成细胞骨架，参与细胞内物质运输 4. 尼氏体，神经原纤维 5. 轴索，神经膜，少突胶质 6. 神经外膜，神经束膜，神经内膜 7. 感觉神经末梢，运动神经末梢 8. 突触前成分，突触间隙，突触后成分 9. 前膜，神经递质，后膜 10. 感觉神经元，运动神经元，中间神经元 11. 假单极神经元，双极神经元，多极神经元

四、名词解释

1. 神经元即神经细胞，它能感受体内外环境的刺激和传导兴奋，是神经系统结构和功能的基本单位。

2. 尼氏小体为呈嗜碱性的小体或颗粒，由大量平行排列的粗面内质网和其间的游离核糖体组成，主要功能是合成蛋白质。

3. 突触是神经元之间或神经元和非神经细胞之间特化的细胞连接，是神经元传递信息的结构。

第三章 循 环 系 统

一、单项选择题

1. B 2. A 3. B 4. D 5. B 6. A 7. A 8. D 9. A 10. B

11. D　12. A　13. C　14. C　15. D

二、判断题

1. B　2. B　3. A　4. B　5. B

三、填空题

1. 窦房，房室　2. 外膜，中膜，内膜　3. 弹性膜，平滑肌　4. 静脉瓣，四肢　5. 连续毛细血管，有孔毛细血管，窦状毛细血管

四、名词解释

1. 心脏传导系统由窦房结、房室结、房室束及左右房室束分支构成，功能是产生并传导冲动及维持心舒缩的正常节律。

2. 微循环指从微动脉到微静脉之间的血液循环通路，是血液循环的基本功能单位，是血液与组织、细胞间进行物质交换的场所。

第四章　呼 吸 系 统

一、单项选择题

1. D　2. C　3. B　4. A　5. A　6. B

二、判断题

1. B　2. B　3. B　4. A　5. A

三、填空题

1. 黏膜，黏膜下层，外膜　2. 导管部，呼吸部　3. Ⅰ型肺泡细胞，Ⅱ型肺泡细胞

四、名词解释

血气屏障是肺泡与血液之间进行气体交换所通过的结构，包括肺泡表面液体层、Ⅰ型肺泡细胞与基膜、薄层结缔组织、毛细血管基膜与内皮。

第五章 消化系统

一、单项选择题

1. C 2. C 3. B 4. C 5. B 6. D 7. A 8. D 9. B 10. B

二、判断题

1. B 2. B 3. B 4. A 5. A

三、填空题

1. 黏膜，黏膜下层，肌层，外膜 2. 黏膜 3. 复层扁平，单层柱状 4. 绒毛，微绒毛 5. 小叶间动脉，小叶间静脉，小叶间胆管

四、名词解释

1. 胰岛是胰腺的内分泌部，分布于腺泡之间，主要有 A、B、D、PP 四种内分泌细胞。

2. 肝小叶是肝的基本结构和功能单位，呈多角棱柱体，中央有一条中央静脉，肝细胞单层排列形成的肝板和肝板间肝血窦以中央静脉为中心向周围呈放射状排列。

3. 门管区位于多个相邻肝小叶之间角缘处，为呈三角形或椭圆形的结缔组织小区，内含小叶间静脉、小叶间动脉和小叶间胆管。

第六章 泌尿系统

一、单项选择题

1. D 2. C 3. D 4. A 5. B 6. B 7. C 8. B

二、判断题

1. B 2. B 3. A 4. B 5. A

三、填空题

1. 肾小体，肾小管 2. 有孔毛细血管内皮，毛细血管基膜，足细胞裂孔膜 3. 球旁细胞，致密斑，球外系膜细胞

四、名词解释

1. 肾单位是肾的基本结构和功能单位，包括肾小体和肾小管两部分。

2. 滤过屏障是血浆从毛细血管进入肾小囊腔所必须通过的结构，包括有孔毛细血管内皮、基膜、裂孔膜。

第七章　生 殖 系 统

一、单项选择题

1. B　2. D　3. C　4. D　5. C　6. C　7. D　8. A　9. C　10. A

二、判断题

1. B　2. A　3. B　4. B　5. B

三、填空题

1. 生精细胞，支持细胞　2. 精子，雄激素　3. 原始卵泡，生长卵泡，成熟卵泡　4. 黄体，白体　5. 黄体期，分泌期

四、名词解释

自青春期始到绝经期，子宫内膜随着卵巢内的卵泡生长发育、成熟、排卵及黄体的形成与退化，发生周期性的变化，称月经周期。每个月经周期分为月经期、增生期和分泌期。

第三编　人体生理学

绪　　论

一、单项选择题

1. D　2. A　3. A　4. B　5. D

二、判断题

1. B　2. A　3. B　4. A　5. A

三、填空题

1. 急性实验，慢性实验　2. 神经调节，体液调节，自身调

节　3. 反射弧，感受器，传入神经，中枢神经，传出神经，效应器

四、名词解释

1. 反射指在中枢神经系统参与下，机体对内外环境变化发生的有适应性意义的反应。

2. 内环境指细胞外液，是体内细胞直接生存的环境。

第一章　细胞的基本功能

一、单项选择题

1. D　2. C　3. A　4. C　5. C　6. A　7. D　8. C　9. B　10. C　11. C　12. A

二、判断题

1. B　2. A　3. B　4. B　5. B　6. A　7. A　8. B

三、填空题

1. 单纯扩散，易化扩散，主动转运　2. 高速转运，门控，离子选择性　3. 逆浓度差或电位差进行，需要消耗能量　4. 胞吐，胞纳　5. 载体介导的易化扩散，通道介导的易化扩散　6. Na^+，K^+　7. 全或无定律，不衰减传导　8. 兴奋，抑制　9. 兴奋性，动作电位　10. 刺激强度，刺激作用时间，强度－时间变化率

四、名词解释

1. 阈强度又称阈值。指在刺激作用时间和强度－时间变化率固定不变的条件下，能引起组织细胞发生兴奋所需的最小刺激强度。阈强度是衡量组织兴奋性高低的常用指标，它与兴奋性呈反比关系。

2. 动作电位是指细胞兴奋时产生的可扩布的一系列电位变化，是细胞兴奋的标志。

3. 静息电位指细胞安静时膜内外的电位差，细胞膜外为正，膜内为负。

4. 兴奋性是指细胞或机体对刺激发生反应的能力或特性。

5. 阈电位指能引起细胞膜上钠通道全面开放而产生动作电位的临界膜电位。

五、简答题

1. 答：活细胞、组织或机体具有的对刺激产生反应的能力或特性称为兴奋性。衡量兴奋性高低的常用指标是阈强度。兴奋性与阈强度成反比关系，阈强度大，表示组织细胞的兴奋性低；阈强度小，表示兴奋性高。

2. 答：动作电位是通过产生局部电流而传导的。在兴奋部位膜内为正、膜外为负，邻旁未兴奋区膜内为负、膜外为正，两者间因存在电位差而产生局部电流。局部电流可使未兴奋区发生去极化，当去极化达阈电位水平时，便可产生动作电位。于是兴奋就由原兴奋部位传向邻旁安静部位。

3. 答：在一次兴奋过程中，细胞的兴奋性会呈现周期性的变化。从去极化开始到复极化达到一定程度后，其兴奋性接近于零，称绝对不应期；在接下去继续复极化过程中，兴奋性有所恢复但比安静状态下的兴奋性低，称相对不应期；在相对不应期后，兴奋性高于安静状态下的兴奋性，称超常期；在超常期后其兴奋性又低于安静状态下的兴奋性，称低常期。

六、问答题

答：细胞膜转运物质主要有被动转运和主动转运两种形式。被动转运又包括单纯扩散和易化扩散两种。单纯扩散是指一些脂溶性物质通过溶解于膜脂质而顺浓度差扩散。易化扩散是指一些非脂溶性的小分子物质借助膜载体或膜通道而顺浓度差扩散。

被动转运形式和主动转运形式的不同主要有两点：第一，被动转运形式是一种顺浓度差转运，物质从高浓度一侧移向低浓度一侧；而主动转运则是将物质从低浓度一侧移向高浓度一侧的逆浓度差转运。第二，被动转运不需要消耗细胞本身的能量，其扩散的动力来自物质的分子运动；而主动转运则需消耗细胞的能量。

第二章 血液生理

一、单项选择题

1. A 2. D 3. B 4. D 5. D 6. C 7. A 8. A 9. D 10. D 11. C 12. A 13. A 14. D 15. D 16. A 17. D

二、判断题

1. A 2. A 3. B 4. A 5. A 6. B 7. A 8. B 9. A 10. B

三、填空题

1. 7.35 ～ 7.45，$NaHCO_3/H_2CO_3$ 2. NaCl，细胞内外水平衡 3. 不变，不变 4. 铁，蛋白质 5. 悬浮稳定性，悬浮稳定性愈大 6. 下降，增多 7. 血容量，血浆与组织液之间的水平衡 8. 促红细胞生成素，肾脏 9. 运输 O_2 和 CO_2，缓冲酸碱度的变化 10. 细胞外液，内环境

四、名词解释

1. 外源性凝血是由组织损伤释放因子Ⅲ而开始的凝血系统。参与该凝血系统的凝血因子除部分存在于血浆中的之外，还包括组织因子。

2. 血型指血细胞膜上特异抗原的类型，通常指红细胞血型。

3. 血细胞比容指血细胞在全血中所占的容积百分比。

4. 红细胞悬浮稳定性指红细胞悬浮于血浆中不易下沉的特性。

五、简答题

1. 答：凝血过程是一连串酶促反应过程，主要分为三个步骤：凝血酶原激活物形成，凝血因子Ⅱ转变为凝血酶，凝血因子Ⅰ转变为纤维蛋白。

2. 答：血浆蛋白的主要生理功能有：运输功能（作为载体

参与体内许多物质的转运)、缓冲功能、免疫功能、维持血浆胶体渗透压、参与血液凝固和生理止血。

六、问答题

答：在ABO血型系统中，人类的红细胞膜上存在着A凝集原和B凝集原。根据红细胞膜上A、B凝集原分布的不同，ABO血型系统将血液分四型：仅有A凝集原者为A型，其血浆中含有天然的抗B凝集素；仅有B凝集原者为B型，其血浆中则含有天然的抗A凝集素；兼有A、B两种凝集原者为AB型，其血浆中不含抗A或抗B凝集素；两种凝集原均缺乏者为O型，其血浆中含抗A和抗B两种凝集素。

为防止引起凝集反应，输血时应首选同型输血，实在无法找到同型血液，也可考虑异型间输血，但只限于小剂量输血。异型间输血选择原则是：供血者的红细胞不能被受血者的血浆所凝集。例如O型血液，可输给其他任何血型的人。又如AB型的人，可以接受任何血型的输血。输血时还必须缓慢输入。

第三章　心血管生理

一、单项选择题

1. C　2. B　3. B　4. D　5. C　6. A　7. D　8. B　9. A　10. B　11. A　12. A　13. C　14. C　15. B　16. D　17. C　18. A　19. D　20. C　21. A　22. D　23. B　24. D　25. B　26. D　27. D　28. C　29. D　30. B　31. C　32. B　33. D　34. C　35. B　36. B　37. A　38. D　39. C　40. D

二、判断题

1. A　2. B　3. B　4. B　5. B　6. A　7. A　8. B　9. A　10. B　11. A　12. B　13. A　14. B　15. B　16. A

三、填空题

1. 长，平台　2. Na^+，从外流入细胞　3. 快，大　4. 窦房结，心跳起搏点　5. 颈动脉窦，主动脉弓　6. 房室交界，浦肯野纤维网　7. 正性变时作用，正性变传导作用，正性变力作用　8. 相对不应期，超常期　9. 绝对不应期，超常期　10. 有效不应期长，收缩期和舒张早　11. 胞外流入胞内，增强　12. 长，强直　13. 短，长　14. 心率，心率　15. 关闭，开放　16. 心室舒张充盈期，房缩期　17. 开放，关闭　18. 快速射血，快速充盈　19. 等容收缩，等容舒张　20. 收缩初，收缩

四、名词解释

1. 一侧心室每次搏动所射出的血量称为每搏输出量，简称搏出量。一侧心室每分钟射出的血量称为每分心输出量，简称心输出量。心输出量 = 搏出量 × 心率。

2. 心脏每收缩和舒张一次所经历的时间称为一个心动周期。

3. 心动周期中，由于心肌收缩和舒张、瓣膜启闭、血流冲击心室壁和大动脉壁及形成湍流等因素引起的机械振动产生的声音，称为心音。

4. 搏出量占心室舒张末期容积的百分比称为射血分数。

五、简答题

1. 答：心室肌动作电位分 0、1、2、3、4 期 5 个时期，与神经或骨骼肌细胞动作电位相比，心室肌动作电位的特点是时程特别长，复极化过程缓慢，有平台期。

心室肌动作电位 1、2 期形成的离子基础是：1 期是 K^+ 的一过性外流形成的，2 期主要是 Ca^{2+} 内流与 K^+ 外流引起的。

2. 答：一个心动周期可分为 7 个时期：等容收缩期、快速射血期、减慢射血期、等容舒张期、快速充盈期、减慢充盈期、房缩期。快速射血期和减慢射血期为心室收缩射血期，此两期血液从心室流向主动脉。快速充盈期和减慢充盈期为心室舒张充盈期，房缩期心房收缩，心室继续充盈，这 3 期内血液从心房流向心室。

3. 答：心脏内兴奋传导的途径是：窦房结→心房肌→房室交界→房室束及左右束支→心肌传导细胞→心室肌。其中传导最慢处在房室交界，传导最快处在心室内传导细胞。

4. 答：一侧心室每分钟射出的血量称为每分心输出量，简称心输出量。它等于搏出量乘以心率，所以影响心输出量的因素包括搏出量与心率两方面。而影响搏出量的因素又包括心室舒张末期容积（前负荷）、大动脉血压（后负荷）与心肌的收缩性。

六、问答题

1. 答：形成动脉血压需要四个条件：血管系统有足量的血液充盈是前提，心室收缩射血是基本条件，外周阻力阻止血液迅速流向外周是维持舒张压的必要条件，大动脉管壁的弹性贮器作用是缓冲收缩压、维持舒张压的重要保证。因此，影响动脉血压的因素包括心输出量、外周阻力、大动脉管壁弹性和循环血量与血管容量的关系。使动脉血压下降的可能因素有：①心肌收缩无力或心率过快或过慢，心输出量减少。②血管扩张。小动脉扩张外周阻力下降；小静脉扩张，回心血量减少。③大失血或其他原因引起的循环血量减少，血管充盈度下降。④全身血管容积增加，回心血量减少。

2. 答：心脏活动受心交感神经和心迷走神经支配。心交感神经兴奋时，其末梢释放去甲肾上腺素，该递质与心肌细胞膜上的 β_1 受体结合，可引起心率加快（正性变时作用），心肌兴奋传导加速（正性变传导作用），心肌不应期缩短和收缩增强、增快（正性变力作用）。总的是起增强心脏功能的作用。心迷走神经兴奋时，其末梢释放乙酰胆碱，与心肌细胞膜上的 M 受体结合，可引起心率减慢（负性变时作用）、心房收缩力减弱（负性变力作用）和房室交界传导速度减慢（负性变传导作用）等。总的是起抑制心脏功能的作用。

第四章　呼吸系统生理

一、单项选择题

1. A　2. B　3. A　4. B　5. C　6. B　7. C　8. B　9. D　10. D　11. B　12. D　13. D　14. A　15. A　16. A　17. D

二、判断题

1. B　2. A　3. A　4. B　5. B　6. A　7. B　8. B　9. B　10. A

三、填空题

1. 外呼吸，气体在血液中运输，组织换气　2. 肺通气，肺换气　3. 潮气量，补吸气量　4. 收缩，减少　5. 舒张，减小　6. 增大，增加　7. 膈肌，肋间外肌　8. Ⅱ，维持肺泡容积相对稳定　9. 相等，低　10. HbO_2，HCO_3^-　11. 肺扩张，肺萎陷

四、名词解释

1. 平静呼吸的全过程，胸膜腔内的压力总是低于大气压，称为胸内负压。

2. 肺活量是最大吸气后，用力呼气所能呼出的气量。

3. 肺牵张反射指由于肺扩张或缩小反射性地引起的呼吸运动变化。

4. 肺泡通气量指每分钟吸入肺泡或由肺泡呼出的气量。肺泡通气量 =（潮气量 - 无效腔气量）× 呼吸频率。

五、简答题

1. 答：肺泡表面活性物质由肺泡Ⅱ型上皮细胞分泌。其生理作用是：①降低肺泡表面张力，防止肺萎缩，减少吸气阻力。②维持肺泡容积相对稳定。③防止肺水肿发生。

2. 答：氧解离曲线是指氧分压与氧饱和度之间的关系曲线，呈“S”形。影响氧解离曲线的因素有：①pH 值和 CO_2。pH 值降低或 $PaCO_2$ 升高，曲线右移；反之，曲线左移。②温度。温度升高，曲线右移；反之曲线左移。③2，3 - 二磷酸甘油酸

(2，3-DPG)。2，3-DPG增多，曲线右移；反之，左移。

3. 答：在平静呼吸过程中，胸膜腔内的压力总是低于大气压，称为胸内负压。其生理意义为：使肺和小气道保持扩张状态、促进静脉血和淋巴液回流。

六、问答题

1. 答：O_2 和 CO_2 在血液中的运输形式都有两种，即物理溶解和化学结合，但以化学结合为主，物理溶解是基础。CO_2 的化学结合形式是形成 HCO_3^-（主要）和氨基甲酸血红蛋白；O_2 的运输主要是以 HbO_2 的形式进行。肺泡中的 O_2 进入血液后，通过溶解于血浆的形式不断进入红细胞。O_2 与红细胞中血红蛋白结合的反应是可逆的，在肺部 PaO_2 较高，O_2 与 Hb 结合，形成 HbO_2 而运输，所以 O_2 主要在红细胞内运输。由于在组织处 PaO_2 低，HbO_2 迅速解离而放出 O_2，形成去氧血红蛋白。此反应不需酶催化，反应速度快。

2. 答：在一定范围内，缺 O_2 和 CO_2 增多都能使呼吸增强，肺通气量增加，但两者作用机制不同。

缺 O_2 对呼吸的刺激作用完全是通过外周化学感受器实现的。低 O_2 对中枢的直接作用是抑制，但低 O_2 可通过刺激外周化学感受器兴奋呼吸中枢，在一定程度上可对抗缺 O_2 对中枢的抑制作用。如果严重低 O_2，外周的兴奋作用将不能对抗低 O_2 对中枢的抑制作用，因而将发生呼吸衰竭。

CO_2 在呼吸调节中是经常起作用的最重要的化学性刺激物。CO_2 增多对中枢和外周化学感受器都有刺激作用，但中枢化学感受器对 CO_2 变化的敏感性更高。因而 CO_2 增多引起的呼吸加强，主要是通过延髓的中枢化学感受器起作用的。

第五章　消化系统生理

一、单项选择题

1. B　2. C　3. A　4. B　5. D　6. C　7. D　8. D　9. B　10. C

11. D　12. C　13. C　14. D　15. C　16. D　17. C　18. C　19. C　20. B　21. C

二、判断题

1. B　2. A　3. B　4. A　5. A　6. B　7. A　8. B　9. A　10. B　11. B

三、填空题

1. 副交感神经，交感神经　2. 迷走神经，胃泌素　3. 脂肪，胆盐　4. 壁细胞，主动　5. 胃运动，抑制　6. 容受性舒张，紧张性收缩，蠕动　7. 酸，蛋白脲和蛋白胨　8. 胰泌素，胆囊收缩素，胃泌素　9. 副交感（或迷走），增强

四、名词解释

1. 黏液－碳酸氢盐屏障是胃黏液与 HCO_3^- 结合在一起所形成的一道屏障。其主要作用是中和向胃壁扩散的 H^+ 而形成 pH 梯度，保护胃黏膜。

2. 受容性舒张指进食时，食物刺激咽、食管、胃壁牵张感受器，反射性引起胃底和胃体部肌肉松弛。

3. 消化指食物在消化管内被分解为可吸收的小分子物质的过程。

4. 吸收指食物被消化后形成的小分子物质、水、无机盐等通过消化管黏膜进入血液和淋巴液的过程。

5. 胃排空指食物由胃排入十二指肠的过程。

五、简答题

1. 答：小肠的运动形式有：

（1）紧张性收缩，是其他运动形式有效进行的基础。

（2）分节运动，其意义是：①使食糜与消化液充分混合，便于化学性消化进行。②使食糜与肠黏膜紧密接触，为吸收创造良好条件。③挤压肠壁，有助于血液和淋巴回流。

（3）蠕动，把经过分节运动的食糜向前推进一步。蠕动冲

可把食糜由小肠始段推送到末端，甚至进入大肠。回肠末端有逆蠕动，有助于食糜的充分消化和吸收。

2. 答：胆汁主要对食物中的脂肪进行消化，是由胆汁中的胆盐起作用。胆盐的作用是：①降低脂肪的表面张力，乳化脂肪以增加胰脂肪酶的作用面积。②与脂肪酸等形成水溶性复合物，以促进脂肪的吸收及脂溶性维生素的吸收。

3. 答：胃酸的生理作用有：激活胃蛋白酶原，并为胃蛋白酶提供所需的酸性环境；杀菌；促进胰液、胆汁和小肠液的分泌；促进小肠对铁和钙的吸收。

六、问答题

1. 答：进食后胃液分泌增多，按感受食物刺激部位的先后分为头期、胃期和肠期。

头期：进食时与食物有关的形象、气味、声音等刺激了视、嗅、听感受器，食物刺激了口腔、咽、喉的机械、化学感受器，兴奋通过迷走神经传出直接引起胃腺分泌，还可通过兴奋胃窦G细胞释放促胃液素，引起胃液分泌；蛋白质消化产物直接刺激G细胞使其释放促胃液素，促进胃液分泌。

胃期：食物入胃后会引起胃液分泌。食物对胃底和胃体的机械刺激，通过迷走－迷走反射和内在神经丛局部反射，引起胃液分泌；食物扩张胃窦，经内在神经丛作用于胃窦G细胞使其释放促胃液素，引起胃液分泌；蛋白质消化产物直接刺激G细胞使其释放促胃液素，促进胃液分泌。

肠期：食糜进入小肠后仍可引起胃液分泌。食糜的机械和化学性刺激使十二指肠黏膜分泌的促胃液素和小肠黏膜释放的肠泌酸素可促进胃液分泌。其中以头期、胃期分泌量最多，作用也最重要。

2. 答：这是由小肠的结构和功能特点决定的。小肠对营养物质的消化与吸收存在下述有利条件：

（1）小肠长度为5～7 m，有广大的吸收面积。小肠黏膜上有大量的环状皱褶、绒毛、微绒毛，这使得小肠的吸收面积扩大了600倍以上，总面积可达200 m^2。食糜在小肠能得到充分的消化和吸收。

(2) 小肠内有许多重要的消化液如胰液、胆汁与小肠液，富含各种消化酶，可使三大营养物质经过小肠后即变成可吸收的小分子物质。

(3) 小肠蠕动慢，食糜在小肠内停留时间较长，可达3～8 h。

第六章 泌尿系统生理

一、单项选择题

1. D 2. D 3. A 4. D 5. B 6. A 7. C 8. D 9. A 10. D 11. A 12. D 13. A 14. A 15. A 16. B 17. C 18. B 19. B 20. C 21. C 22. D 23. C 24. D

二、判断题

1. B 2. A 3. B 4. A 5. B 6. A 7. B 8. A 9. B

三、填空题

1. 渗透压，减少 2. 毛细血管内皮细胞层，基膜层，肾小囊上皮细胞层 3. 滤过膜的通透性和滤过面积，有效滤过压，肾小球血浆流量 4. 肾小球滤过率，肾血浆流量 5. 机械，电 6. 血管升压素，醛固酮 7. 升高，肾髓质渗透梯度现象 8. 有效滤过压，增大

四、名词解释

1. 肾小球滤过率是单位时间内（每分钟）两肾生成的超滤液量。正常成人平均约为125 mL/min。

2. 水利尿是大量饮清水后出现尿量显著增加的现象，这是因为血浆晶体渗透压暂时降低，抑制了血管升压素的合成和释放。

3. 肾糖阈是尿中出现葡萄糖时的最高血糖浓度。正常值为9～10 mmol/L。

4. 球－管平衡指近端小管的重吸收率始终占肾小球滤过率的65%～70%的这种现象。

五、简答题

1. 答：静脉注射50%葡萄糖40 mL后，尿量增加。因为静脉注射高浓度葡萄糖后，血糖浓度会大幅度升高。血糖浓度一旦超过肾糖阈后，一部分葡萄糖将不能被肾小管吸收而残留于小管腔中，从而导致小管液渗透压升高，这就妨碍了水的正常吸收，于是尿量增多。

2. 答：尿量减少。因为汗液为低渗液，大量出汗而饮水少时机体丢失的水分比丢失的盐要多，导致体内高渗性脱水。此时血浆晶体渗透压升高，对下丘脑视上核渗透压感受器的刺激加强，血管升压素的合成和分泌增多，使远曲小管和集合管对水的重吸收增强，尿量减少。

六、问答题

1. 答：循环血量减少或动脉血压下降使肾缺血时，肾脏可通过以下活动使其趋于恢复。

（1）刺激肾脏颗粒细胞，使肾素分泌增多，因而使肾素-血管紧张素-醛固酮系统被激活，促进肾脏保钠、排钾、保水。

（2）反射性引起下丘脑－神经垂体合成、释放的血管升压素增多，促进肾小管对水的重吸收，使循环血量和动脉血压趋于恢复。

2. 答：影响肾小球滤过作用的因素包括：

（1）滤过膜的通透性和面积。当通透性改变或面积减少时，尿的质与量都将发生变化。

（2）有效滤过压。当有效滤过压升高时，滤过率增大，反之减小。有效滤过压受肾小球毛细血管血压、血浆胶体渗透压和囊内压的影响。当肾小球毛细血管血压明显降低，或囊内压升高时，有效滤过压将降低，滤过率减小。而当血浆胶体渗透压降低时，有效滤过压将升高，滤过率会增大。

(3) 肾小球血浆流量。当肾小球血浆流量增大时，肾小球毛细血管中的血浆胶体渗透压升高的速度会减慢，滤过率将增加；反之则滤过率降低。

第七章 内分泌系统生理

一、单项选择题

1. A 2. D 3. D 4. C 5. C 6. B 7. C 8. D 9. B 10. B 11. D 12. C 13. D 14. C 15. C 16. A 17. A

二、判断题

1. B 2. A 3. B 4. A 5. B 6. B 7. B 8. A 9. B 10. A

三、填空题

1. 远距分泌，旁分泌，神经分泌，自分泌 2. 胺类，多肽/蛋白质，脂类 3. 第二信使学说，基因表达学说 4. 促甲状腺激素，促肾上腺皮质激素 5. 巨人症，肢端肥大症 6. 过氧化物酶，碘 7. 黏液性，增快 8. 向心性，应激 9. 肾上腺素，去甲肾上腺素 10. 胰高血糖素，胰岛素

四、名词解释

1. 内分泌细胞分泌的具有高效能的生物活性物质称为激素。

2. 如果内分泌细胞分泌的激素在局部扩散后又返回作用于该内分泌细胞，则称为自分泌。

3. 有一些激素，它们本身并不能直接引起某些器官或细胞的生理效应，但是，它们的存在是其他激素引起生理效应的前提，这种作用称为允许作用。

4. 机体受到各种伤害性刺激，如缺氧、感染、创伤等作用时，可发生一种非特异性的全身性反应，称为应激反应。主要表

现为血中促肾上腺皮质激素浓度增加，糖皮质激素分泌增多，以增强机体对有害刺激的耐受力，这对于维持生命活动具有十分重要的意义。

5. 婴幼儿若缺乏甲状腺激素，则生长受阻，脑的发育障碍，表现为智力低下、身材矮小、上下身长度不成比例等，称呆小症。

五、问答题

1. 答：激素主要通过下面几种方式在体内细胞之间传递信息：大多数激素需经血液运输至远处的靶组织发挥作用，称为远距分泌。某些激素仅由组织间液扩散而作用于邻近细胞，称为旁分泌。如果内分泌细胞分泌的激素在局部扩散后又返回作用于该内分泌细胞，则称为自分泌。下丘脑的神经内分泌细胞合成和释放的激素，通过轴浆流动沿轴突运送至末梢释放，这种方式称为神经分泌。

2. 答：激素作用的一般特性有：①信息传递作用。激素能在细胞与细胞之间进行信息传递，但激素既不能添加成分，也不能提供能量，只能影响体内原有的生理生化过程，仅起“信使”的作用。②特异性。激素释放进入血液，被运输到全身各个部位，虽然它们与各处的组织细胞有广泛的接触，但只有选择地作用于某些器官、组织和细胞。激素作用的特异性与靶细胞上存在能与该激素发生特异性结合的受体有关。③高效能生物放大作用。激素与受体结合后，在细胞内发生一系列酶促放大作用，逐级放大，形成一个效能极高的生物放大系统。④激素间的相互作用。包括协同作用、拮抗作用和允许作用。

3. 答：机体受到各种伤害性刺激，如缺氧、感染、创伤等作用时，可引起腺垂体促肾上腺皮质激素分泌增加，导致血中糖皮质激素浓度升高，并产生一系列代谢改变和其他全身反应，称为应激反应。同样，在机体遇到这些刺激时，也可以引起肾上腺素和去甲肾上腺素的分泌大大增加，发生一系列反应，称为应急反应。应激反应和应急反应的刺激相同；但应激反应是以下丘脑－腺垂体－肾上腺皮质活动为主，而应急反应则是以交感－肾上腺髓质系统活动为主；当机体受到应激刺激时，同时引起应激反应和应急反应，两者相辅相成，共同维持机体的适应能力。

第八章 神经系统生理

一、单项选择题

1. C 2. C 3. B 4. D 5. D 6. A 7. A 8. C 9. A 10. A 11. A 12. C 13. A 14. C 15. B 16. B 17. D 18. D 19. C 20. D 21. D 22. D 23. A 24. B 25. C 26. B 27. B 28. A 29. D 30. D 31. B 32. B 33. B 34. C 35. D 36. A 37. B 38. A 39. A 40. A

二、判断题

1. B 2. B 3. B 4. A 5. B 6. A 7. B 8. B 9. B 10. B

三、填空题

1. 接受刺激，传递信息 2. 完整性，绝缘性，双向性，相对不疲劳性 3. 兴奋性，抑制性 4. 缝隙连接，双向，快 5. 辐散原则，聚合原则，环路式 6. 胆碱能，毒蕈碱受体，烟碱受体 7. 传入侧支性，回返性 8. 感觉接替核，联络核，非特异投射核团 9. 快痛，慢痛 10. 永久，暂时

四、名词解释

1. 神经纤维末梢能够持续地释放一些物质，调节所支配的组织、器官的代谢活动，影响其持久的生化、生理过程，称为神经的营养性作用。

2. 在有些反射活动中，停止刺激传入神经后，传出神经仍可在一定时间内继续发放冲动，这种现象称后放。

3. 在中脑上下丘之间切断脑干，动物会立即出现四肢僵直、

头尾昂起、脊柱硬挺、全身肌紧张亢进，这种现象称为去大脑僵直。

4. 内脏疾病往往会引起体表某些部位发生疼痛或痛觉过敏，这种现象称为牵涉痛。

5. 由一个 α 运动神经元及其所支配的全部肌纤维组成的功能单位，称为运动单位。

6. 脊髓与高位中枢突然离断后，断面以下的脊髓反射活动将暂时丧失，处于无反应状态，这种现象称为脊休克。

7. 有神经支配的骨骼肌受到外力作用被牵拉伸长时，可发生反射性收缩，称为牵张反射。

五、问答题

1. 答：中枢神经系统内兴奋传递的特征是：单向传递，中枢延搁，总和，兴奋节律的改变，后放，对内环境变化的敏感性和易疲劳性。

2. 答：突触前神经元的兴奋传到神经末梢时，突触前膜去极化，引起前膜上电压门控 Ca^{2+} 通道开放，Ca^{2+} 内流。进入前末梢的 Ca^{2+} 促使突触小泡内递质经出胞作用释放到突触间隙。递质进入间隙后，经扩散抵达突触后膜，作用于后膜上特异性受体或化学门控通道，引起后膜对某些离子的通透性的改变，使某些带电离子进出后膜，突触后膜发生去极化或超极化，即突触后电位，使突触后神经元兴奋或抑制。

3. 答：特异投射系统与非特异投射系统都是感觉由丘脑向大脑皮层投射的传入系统。特异投射系统是指丘脑特异感觉接替核及其投射至大脑皮层的神经通路。它具有点对点的投射关系，其功能是引起特定感觉，并激发大脑皮层发出传出冲动。非特异投射系统是指丘脑非特异投射核及其投射至大脑皮层的神经通路。其特点是经多次换元，弥散性投射，与大脑皮层无点对点的关系，冲动无特异性，其功能为维持和改变大脑皮层的兴奋状态。

4. 答：①具有交叉性，但头面部感觉运动支配是双侧性的。②具有一定的精确定位，并呈倒置安排，但头面部代表区内部的安排是正立的。③投射区域的大小与感觉运动灵敏度有关，例如大拇指和食指的代表区面积比躯干代表区的面积还要大。

第九章 能量代谢和体温

一、单项选择题

1. B 2. B 3. C 4. D 5. D 6. C 7. D 8. A 9. D 10. B 11. D 12. C 13. A

二、判断题

1. A 2. A 3. B 4. B 5. B

三、填空题

1. 深部平均，腋窝，口腔，直肠 2. 肝脏，骨骼肌 3. 下丘脑，视前区－下丘脑前部 4. 低，高 5. 皮肤，辐射，传导，对流，蒸发

四、名词解释

1. 生物体内物质代谢过程中所伴随的能量释放、转移和利用等，称为能量代谢。

2. 食物能使机体产生“额外”热量的现象称为食物的特殊动力作用。

3. 基础代谢率是指单位时间内的基础代谢，即在基础状态下，单位时间内的能量代谢。

4. 机体即使处在低温中，没有汗液分泌时，皮肤和呼吸道都不断有水分渗出而被蒸发掉，这种水分蒸发称为不感蒸发。

五、问答题

1. 答：影响能量代谢的因素有：①肌肉活动。劳动或运动时，骨骼肌活动加强，对能量代谢的影响最为显著。剧烈运动时期耗氧量可增加10～20倍。②精神活动。当精神活动处于紧张

状态时热量可显著增加，这可能是由于不随意肌张力增加，以及某些内分泌激素释放增加引起的。③食物的特殊动力作用。人在进食之后的一段时间内虽然同样处于安静状态，但所产生的热量要比进食前有所增加，各种食物中蛋白质的特殊动力作用最大。④环境温度。人处于安静时的能量代谢在20～30℃的环境中最稳定，温度高于30℃或低于20℃代谢率都将增加。

2. 答：人的体温之所以能够维持相对稳定，是通过自主性体温调节和行为性体温调节两种过程来实现的。①自主性体温调节：在体温调节机制的控制下，通过增减皮肤的血流量、发汗、战栗等生理调节反应，在正常情况下使体温维持在一个相对稳定的水平。这种调节不受意识的控制，这是体温调节的基础。这一调节系统的组成十分复杂，包括产热器官和散热器官、温度感受器、体温调节中枢，其调节过程是一个复杂的负反馈的过程。②行为性体温调节：机体在不同环境中的姿势和行为，特别是人为保温和降温所采取的措施对体温有调节作用。

第四编 病 理 学

绪 论

一、单项选择题

1. B 2. B

二、判断题

1. B 2. B

三、填空题

1. 形态，功能代谢 2. 基础医学，临床医学 3. 活体组织检查，尸体解剖

四、名词解释

1. 尸检是对病死者的遗体进行病理解剖并作出诊断。

2. 活检是用局部切取、钳取、穿刺、搔刮等方法，从活体获取病变组织进行病理诊断的方法。

第一章　疾病概论

一、单项选择题

1. D　2. A　3. B　4. B　5. D　6. A　7. A　8. C　9. A

二、判断题

1. B　2. B　3. A　4. B　5. A

三、填空题

1. 身体，心理　2. 脑死亡，植物状态

四、名词解释

1. 病因即疾病原因，是指能够引起疾病并赋予该疾病特征性的各种因素。

2. 脑死亡是指全脑功能永久性丧失。

第二章　细胞和组织的适应、损伤及修复

一、单项选择题

1. C　2. B　3. C　4. C　5. D　6. C　7. D　8. D　9. A　10. B　11. C　12. B　13. A　14. C　15. A　16. B　17. A　18. B

二、判断题

1. B　2. B　3. A　4. B　5. A　6. B　7. A

三、填空题

1. 萎缩，化生　2. 核固缩，核碎裂　3. 凝固性坏死，液化性坏死　4. 抗感染及保护创面，机化　5. 凝固性坏死，结核病　6. 溶解吸收，分离排出　7. 干性，湿性

四、名词解释

1. 发育正常的器官、组织和细胞体积缩小称萎缩。

2. 细胞数目增多而致组织器官体积增大称为增生。

3. 细胞、组织和器官体积的增大称肥大。

4. 一种分化成熟的组织转化为另一种性质相似、分化成熟的组织的过程称为化生。

5. 因代谢障碍，细胞或细胞间质内出现异常物质，或原有正常物质数量异常增加，称为变性。

6. 活体内局部组织、细胞的死亡称坏死。

7. 肉芽组织是指大量的新生毛细血管和成纤维细胞构成的幼稚结缔组织，并伴有炎性细胞浸润。

8. 较大范围的组织坏死后，继发腐败菌感染，致坏死组织呈黑褐色，称为坏疽。

9. 机化是坏死组织被肉芽组织取代的过程。

10. 坏死组织脱落后形成的皮肤、黏膜的局限性缺损，称为溃疡。

11. 脂肪变性指非脂肪细胞的胞质内出现明显脂滴。

五、问答题

答：肉芽组织是由大量新生毛细血管和成纤维细胞构成的幼稚结缔组织，伴有炎细胞浸润。肉眼观为鲜红色、颗粒状，柔软湿润。肉芽组织的功能：抗感染及保护创面，机化坏死组织、血栓等，填补组织缺损。

第三章　局部血液循环障碍

一、单项选择题

1. C　2. C　3. A　4. D　5. A　6. A　7. D　8. B　9. A　10. A
11. A　12. B　13. A

二、判断题

1. B　2. B　3. B　4. A　5. B　6. B　7. B　8. B　9. B

三、填空题

1. 增大，鲜红　2. 静脉受压，静脉阻塞　3. 增大，暗红

4. 淤血性水肿，淤血性出血　5. 心血管内膜损伤，血流状态的改变　6. 体部，尾部　7. 白色血栓，红色血栓　8. 溶解或脱落，机化与再通　9. 主动脉的分支，肺动脉的分支　10. 贫血性梗死，出血性梗死

四、名词解释

1. 因静脉回流受阻，血液淤积于小静脉和毛细血管内，引起局部组织血管内血量增多，称为淤血。

2. 在活体的心脏或血管内血液有形成分形成固体质块的过程，称为血栓形成。

3. 循环血液中出现不溶于血液的异常物质，随血液流动阻塞管腔的现象称为栓塞。

4. 血液自心血管管腔逸出到体外、体腔或组织间隙，称为出血。

5. 局部组织、器官由于血流供应迅速中断而引起的缺血性坏死，称为梗死。

五、问答题

1. 答：长期慢性淤血的后果是：淤血性水肿，淤血性出血，实质细胞萎缩、变性、坏死，淤血性硬化。

2. 答：贫血性梗死的形成条件：动脉阻塞，侧支循环不丰富，组织结构致密。

出血性梗死的形成条件：动脉阻塞，严重静脉淤血，双重血液循环，组织疏松。

第四章　炎　症

一、单项选择题

1. A　2. C　3. A　4. D　5. D　6. D　7. C　8. A　9. C　10. C　11. C

二、判断题

1. A 2. B 3. B 4. A 5. B 6. B 7. A 8. B 9. B 10. B 11. A

三、填空题

1. 生物性因子，理化因子 2. 变质，渗出 3. 变性，坏死 4. 防御，血管反应 5. 液体渗出，白细胞渗出 6. 炎性充血，炎细胞浸润 7. 趋化作用，吞噬作用 8. 中性粒细胞，巨噬细胞 9. 中性粒细胞，淋巴细胞 10. 变性，坏死 11. 发热，白细胞变化 12. 急性炎症，慢性炎症 13. 变质性炎症，渗出性炎症 14. 黏膜，纤维素性炎 15. 心包，纤维素性炎 16. 中性粒细胞，组织坏死 17. 脓肿，蜂窝织炎 18. 局限性，脓腔 19. 窦道，瘘管 20. 淋巴道播散，血道播散

四、名词解释

1. 炎症是具有血管系统的活体组织对各种损伤所发生的以防御反应为主的病理过程。

2. 化脓性炎是指大量中性粒细胞浸润伴有不同程度组织坏死和脓液形成的炎症类型。

3. 变质是变性和坏死的统称。

4. 假膜性炎是发生于黏膜的纤维素性炎，伴有假膜形成。

5. 因心脏搏动，心包膜脏层渗出的纤维素被牵拉成绒毛状称为绒毛心。

6. 脓细胞是变性和坏死的中性粒细胞。

7. 脓肿为局限性的化脓性炎伴脓腔形成。

8. 蜂窝织炎是指发生在疏松组织的弥漫性化脓性炎。

9. 肉芽肿性炎是指炎症局部以巨噬细胞及其演化的细胞增生为主，形成境界清楚的结节状病灶。

10. 非特异性增生性炎发生在黏膜局部时可形成向外表突出的带蒂肿物，称为炎性息肉。

五、问答题

1. 答：炎症局部血管内液体成分通过血管壁进入组织间隙、体腔黏膜表面和体表即为渗出液。液体渗出具有重要的防御作用：①稀释毒素。②含有抗体、补体等，有利于杀灭病原体。③渗出的纤维蛋白交织成网，可阻止病菌扩散并有利于白细胞发挥吞噬作用和组织修复。但渗出过多，可压迫周围组织或妨碍器官的正常活动；纤维蛋白渗出过多，不能完全吸收时，可发生机化、组织粘连等。

2. 答：炎症的临床表现为：①局部表现：红、肿、热、痛、功能障碍。②全身反应：发热、白细胞增多、单核巨噬细胞系统增生。炎症的结局为痊愈、转为慢性、向周围扩散、经血道或淋巴道播放。

3. 答：急性炎症起病急，病程短，病理特点一般以渗出为主，可有不同程度的组织细胞坏死，增生反应较轻。慢性炎症由急性炎症转变而来，或一开始即为慢性经过，病程长，病理特点以增生为主，而渗出和变质性变化一般较轻。

4. 答：常见的渗出性炎症有：①浆液性炎症，以大量浆液渗出为特点。②纤维素性炎症，以渗出物中含有大量纤维素为特点。③化脓性炎症，以大量中性粒细胞渗出伴有不同程度的组织坏死和脓液形成为特点。④出血性炎，以大量红细胞漏出为特点。

第五章 肿 瘤

一、单项选择题

1. B 2. D 3. C 4. B 5. B 6. D 7. B 8. D 9. D 10. B 11. B 12. C

二、判断题

1. B 2. B 3. B 4. A 5. B 6. A 7. A 8. A

三、填空题

1. 实质，间质 2. 组织来源，良恶性 3. 细胞形态，组织结构 4. 越小，越大 5. 膨胀性生长，浸润性生长 6. 淋巴道转移，血道转移 7. 肿瘤组织的来源，肿瘤的性质 8. 癌，肉瘤 9. 鳞状细胞癌，骨肉瘤 10. 压迫，阻塞 11. 平滑肌瘤，肝细胞癌

四、名词解释

1. 机体在致瘤因素作用下，局部组织细胞在基因水平上失去了对其生长的正常调控，导致克隆性异常增生而形成的新生物，称为肿瘤，常表现为肿块。

2. 肿瘤组织在细胞形态和组织结构上与其起源的正常组织有不同程度的差异，这种差异称为异型性。

3. 恶性肿瘤细胞从原发部位侵入淋巴管、血管或体腔，被带到他处继续生长，形成与原发瘤同样类型的继发性肿瘤的过程称为转移。

4. 某些具有癌变潜能的良性病变称为癌前病变。

5. 癌细胞仅局限于上皮全层，尚未突破基底膜的癌称为原位癌。

6. 起源于上皮组织的恶性肿瘤称为癌。

7. 起源于间叶组织的恶性肿瘤称为肉瘤。

五、问答题

1. 答：肿瘤由实质和间质两部分构成，肿瘤的实质就是瘤细胞，是构成肿瘤的主要成分；肿瘤的间质由纤维组织、血管等成分构成，具有支持和营养肿瘤实质的作用。

2. 答：肿瘤的生长方式包括膨胀性生长、浸润性生长、外生性生长。恶性肿瘤的扩散方式包括直接蔓延和转移。恶性肿瘤的转移途径有淋巴道、血道和种植性转移。

3. 答：答案见《西医学概论》第436~437页表4-5-2。

第六章 水 肿

一、单项选择题

1. B 2. B 3. B 4. D

二、判断题

1. B 2. B 3. B 4. B

三、填空题

1. 血管内外液体交换失衡，机体内外液体交换失衡 2. 毛细血管流体静压增高，血浆胶体渗透压降低 3. 剧烈头痛，视乳头水肿 4. 组织间隙，体腔

四、名词解释

1. 过多的液体在组织间隙的积聚，称为水肿。

2. 过多液体在体腔内的积聚，称为积水。

第七章 发 热

一、单项选择题

1. C 2. B 3. B

二、判断题

1. A 2. A 3. B

三、填空题

1. 体温上升期，高热持续期 2. 散热障碍，体温调节中枢功能障碍

四、名词解释

在致热原作用下，因体温调定点上移所致的调节性体温升高，称为发热。

五、问答题

答：由于发热激活物的作用，产 EP 细胞产生和释放的 EP 经血液循环进入颅内，可作用于 POAH，使中枢发热介质释放，

并作用于相应神经元，导致调定点上移，超过正常体温。结果使体温正调节中枢兴奋，正调节介质释放增多，机体产热大于散热，以致体温逐步升高，直至达到新的调定点水准。同时，体温负调节中枢也被激活，释放负调节介质协同作用，有效地将体温升高限制在某个特定范围，从而出现热限现象。

第八章 休 克

一、单项选择题

1. D 2. B 3. D 4. B 5. A 6. D 7. A 8. D

二、判断题

1. B 2. A 3. B 4. B

三、填空题

1. 心输出量降低，外周血管容量扩大 2. 缺血性缺氧，淤血性缺氧 3. 前，缺血

四、名词解释

机体在各种强烈有害因子作用下，以组织微循环灌流量急剧减少为特征的急性血液循环障碍，由此导致细胞和各重要器官功能代谢紊乱和结构损害的一种全身性病理过程，称为休克。

五、问答题

1. 答：各种病因分别通过三个环节影响组织有效灌流量而导致休克：①血容量急剧减少，如失血性休克。②外周血管容量增加，如过敏性休克。③心输出量急剧降低，如心源性休克。

2. 答：休克早期维持血压无明显降低的主要机理是：①通过自身输血与自身输液，增加回心血量和心输出量。②心脏收缩力增强，心率加快。③血管外周总阻力升高。

3. 答：休克早期的代偿意义是：保证心脑等重要器官的血液供应，维持动脉血压。

第九章　肝 性 脑 病

一、单项选择题

1. D　2. A　3. A　4. C　5. B　6. D　7. D

二、判断题

1. B　2. B　3. B

三、填空题

1. 氨中毒学说，假性神经递质学说　2. 氨清除不足，氨生成过多　3. 干扰脑组织能量代谢，干扰神经递质间的平衡

四、名词解释

肝性脑病是继发于严重肝脏疾患的神经、精神综合征。

五、问答题

答：血氨升高引起肝性脑病的原因是：干扰脑组织能量代谢，干扰神经递质间的平衡，干扰神经细胞膜正常离子的转运。

第十章　肾功能衰竭

一、单项选择题

1. A　2. B　3. A

二、判断题

1. B　2. A　3. A　4. A

三、填空题

1. 肾前性因素，肾性因素　2. 少尿期，多尿期　3. 400，100

四、名词解释

尿毒症是肾功能衰竭晚期，体内代谢终末产物和内源性毒物潴留，水、电解质和酸碱平衡严重紊乱以及肾脏内分泌功能严重失调而产生的一系列自体中毒症状的临床综合征。

五、问答题

答：急性肾功能衰竭少尿期尿的变化表现为：少尿、无尿、低比重尿、蛋白尿、血尿及管型尿等。

第十一章　心 力 衰 竭

一、单项选择题

1. C　2. C　3. C　4. C　5. B　6. D　7. B

二、判断题

1. B　2. A　3. B

三、填空题

1. 左心衰竭，右心衰竭　2. 急性心力衰竭，慢性心力衰竭　3. 心率加快，心脏扩张　4. 肺，呼吸困难　5. 体，全身水肿　6. 劳力性呼吸困难，夜间阵发性呼吸困难

四、名词解释

心力衰竭是因心脏舒缩功能障碍，使心输出量绝对或相对减少，不能满足机体代谢需要的一种病理过程。

五、问答题

1. 答：心脏代偿反应包括：心率加快，心脏扩张，心肌肥大。

2. 答：平卧位下半身血液回流增加，使肺淤血加重。入睡后迷走神经兴奋性增高，使支气管平滑肌收缩，气道阻力增大。入睡后中枢对传入刺激的敏感性降低，只有当肺淤血严重时病人才会感到气促而惊醒。

第十二章　呼 吸 衰 竭

一、单项选择题

1. A　2. A

二、判断题

1. B　2. A　3. A

三、填空题

1. 肺通气，肺换气 2. 肺泡膜面积减少，肺泡膜厚度增加 3. PaO_2，$PaCO_2$

四、名词解释

呼吸衰竭是因外呼吸功能严重障碍，导致动脉血氧分压降低，伴有或不伴有动脉血二氧化碳分压增高的病理过程。

第五编 医学微生物学

第一章 细 菌

一、单项选择题

1. A 2. A 3. B 4. D 5. D 6. C 7. A 8. A 9. D 10. D 11. B 12. A 13. C

二、判断题

1. B 2. B 3. A 4. B 5. B

三、填空题

1. 菌体表面结构，侵袭性酶 2. 细菌侵袭力，毒素 3. 发热，白细胞反应 4. 脂多糖，蛋白质 5. 外毒素，抗原性

四、名词解释

1. G^-菌细胞壁中的结构成分脂多糖，在细菌细胞裂解后才释放出来，称为内毒素。

2. G^+菌在生长过程中产生并释放到菌体外的毒性蛋白质，称为外毒素。

3. 致病菌侵入血流并在其中大量生长繁殖，产生毒性代谢产物，引起全身性中毒症状，称为败血症。

五、简答题

1. 答：答案见《西医学概论》第 514 页表 5－2－2。

2. 答：细菌的致病性与细菌毒力、细菌入侵数量和入侵途

径、机体抵抗力有关。

第二章 病 毒

一、单项选择题

1. C 2. D 3. D 4. D 5. A 6. D

二、判断题

1. A 2. B 3. B

三、填空题

1. 核酸，蛋白质 2. 外壳，核心 3. 细菌 4. DNA，RNA

四、名词解释

1. 病毒是一类非细胞型微生物，个体微小，结构简单，只含一种类型核酸（RNA 或 DNA），缺少编码能量代谢或蛋白质合成所需元件（线粒体、核糖体）的遗传信息，严格细胞内寄生。

2. 垂直传播是病原体从宿主的亲代向子代传播的传播方式。

3. 干扰素是病毒或其他干扰素诱生剂刺激人或动物细胞所产生的糖蛋白，具有抗病毒、抗肿瘤和免疫调节等多种生物学活性。

五、简答题

答：病毒感染的传播方式分为水平传播与垂直传播两种方式：①水平传播指病毒在人群个体之间的传播或动物—人之间的传播，通过呼吸道、消化道和皮肤、黏膜和血液等途径感染。②垂直传播指病原体从宿主的亲代向子代传播的传播方式，通过胎盘—胎儿、产道—新生儿和母—婴儿哺乳途径传播。